DE LA
MÉDICATION DE CONTREXEVILLE

(Source du Pavillon)

PAR LE

Docteur MABBOUX

MÉDECIN CONSULTANT

EX-INTERNE DES HÔPITAUX CIVILS DE STRASBOURG

LAURÉAT DE L'ACADÉMIE DE MÉDECINE

ET DE LA SOCIÉTÉ DE CHIRURGIE

CHEVALIER DE LA LÉGION D'HONNEUR.

PREMIÈRE PARTIE : LE **MÉDICAMENT**

DEUXIÈME PARTIE : LA **MÉDICATION**

TROISIÈME PARTIE : LA **CLINIQUE**

PARIS

—

1888

DE LA

MÉDICATION DE CONTREXEVILLE

(Source du Pavillon).

MONTDIDIER. — IMPRIMERIE A. RADENEZ.

DE LA
MÉDICATION DE CONTREXEVILLE

(Source du Pavillon)

PAR LE

Docteur MABBOUX

MÉDECIN CONSULTANT

EX-INTERNE DES HÔPITAUX CIVILS DE STRASBOURG

ANCIEN MÉDECIN-MAJOR DE 1re CLASSE DES HÔPITAUX MILITAIRES

(en retraite)

LAURÉAT DE L'ACADÉMIE DE MÉDECINE

ET DE LA SOCIÉTÉ DE CHIRURGIE

CHEVALIER DE LA LÉGION D'HONNEUR.

PREMIÈRE PARTIE : LE **MÉDICAMENT**

DEUXIÈME PARTIE : LA **MÉDICATION**

TROISIÈME PARTIE : LA **CLINIQUE**

PARIS

1888

DU MÊME AUTEUR

De la fissure anale chez les enfants à la mamelle : Mémoire publié dans l'Union médicale 1876. 1er Semestre.

De la fracture de l'humerus dans le col anatomique avec déplacement extra-capsulaire de la tête humérale : Mémoire publié dans les Archives de médecine militaire 1877. T. xxx, (3e série).

Contribution à l'étude de l'étranglement herniaire : Kelotomie double chez une femme atteinte de deux hernies (inguinale et crurale) habituellement irréductibles. Note présentée à la Société de chirurgie (mars 1878) et publiée dans les Archives de médecine militaire.

Étude critique sur la Tuberculose articulaire : Gazette hebdomadaire 1883, Nos 39 à 45.

Indications et Contre-indications de la médication de Bourbonne dans le traitement des tumeurs blanches : Mémoire récompensé par l'Académie de médecine (1884).

De l'hemi-chorée symptomatique de lésions cérébrales : Revue de médecine 1884.

Contribution à l'étude des éléments de pronostic et de détermination opératoire chez les Tuberculeux (Note présentée à la Société de chirurgie, séance du 10 février 1886).

Incubation et contagiosité de la Scarlatine : Gazette hebdomadaire, No du 11 juin 1886.

Résection sous-periostée du coude : Bulletin médical du Nord, avril 1886.

Étude sur le Coma diabétique : Mémoire publié dans la Revue de médecine (Septembre 1886).

Du traitement chirurgical des abcès du foie par la méthode de Stromeyer-Little : Mémoire récompensé par la Société de chirurgie de Paris (Concours du prix Laboire 1886) et publié dans la Revue de chirurgie, Nos de mai et juin 1887.

De la Goutte utero-ovarienne et de son traitement hydro-minéral : Bulletin de Thérapeutique, mars 1888.

PRÉFACE

1° Attirer l'attention du corps médical sur les nombreuses applications de la méthode de Contrexeville, notamment sur celles qui résultent d'études relativement récentes (lithiase biliaire, diabète goutteux, métrite goutteuse, migraines utérines).

2° Mettre entre les mains du buveur un guide médical où il puisse trouver les indications nécessaires pour régler son hygiène journalière, pour seconder la direction médicale de sa cure et pour soutenir sa confiance dans les cas où l'amélioration se fait attendre :

Tel est le but de cette étude, que je me suis efforcé de mettre à la portée des gens du monde tout en lui conservant un caractère rigoureusement scientifique.

Ne voulant pas faire un guide mixte à l'usage du malade et du touriste, j'ai résolument écarté de ma plume tout détail historique et toute indication géographique. Aussi est-il inutile d'y chercher des renseignements sur les ressources du pays en matière d'excursion. Je me suis également abstenu de toute comparaison avec les eaux voisines du même groupe, estimant que ni la science ni l'intérêt des malades ne trouvent leur compte à des études de ce genre.

Si ce petit livre peut ajouter à la bonne réputation de Contrexeville et accroître la confiance du corps médical dans la valeur curative de ses eaux; si en même temps il contribue à éclairer les malades sur les inconvénients et les dangers d'une cure inopportune ou mal dirigée; s'il les préserve de l'impatience et du découragement dans les cas où l'amélioration se fait attendre:

En un mot, si médecins et malades y trouvent quelque chose de nouveau, d'intéressant et d'utile, mon but sera atteint.

Dr MABBOUX.

Avril 1888.

PREMIÈRE PARTIE

LE MÉDICAMENT.

LE MÉDICAMENT

L'eau de Contrexeville [1] appartient au groupe des eaux sulfatées calcaires; elle est froide, gazeuse, légèrement alcaline et ferrugineuse. Sa minéralisation est dûe, pour la plus grosse part à des sels de chaux (carbonates et sulfates) dont la source principale, celle du Pavillon, contient plus de deux grammes par litre.

L'Établissement possède quatre sources, dont la composition présente à l'analyse des différences appréciables qui correspondent à des différences dans l'effet physiologique et thérapeutique; mais la source la plus utilisée, celle qui répond à l'immense majorité des indications, au point que son nom s'est identifié avec celui de la station elle-même, c'est la *source du Pavillon,* dont Wirchow disait un jour que « si l'Allemagne en possédait une « semblable, elle deviendrait bien vite le centre « d'une véritable Ville. »

---

(1) Contrexeville, village de l'arrondissement de Mirecourt est une station de la ligne ferrée Chalindrey-Nancy. On s'y rend depuis Paris en huit heures, et en dix heures depuis Lyon.

Pour les renseignements relatifs aux voies d'accès, aux conditions d'installation et aux ressources de la contrée en matière d'excursions voir le nouveau guide illustré que la Société des Eaux de Contrexeville vient de publier, et qu'elle envoie sur demande adressée: soit au Directeur de l'Établissement à Contrexeville; soit à l'Administration Centrale, rue de la Chaussée-d'Antin, 6, Paris.

CHAPITRE Ier.

DESCRIPTION DES SOURCES.

---

§ 1er. — *Source du Pavillon.*

Cette source, connue et utilisée par les populations environnantes dès le milieu du siècle dernier, a été captée pour la première fois en 1773; le dernier captage qui date de 1859 l'a garantie d'une façon absolue contre toute chance de mélange et d'altération. Elle est située dans le grand pavillon vitré d'où partent les galeries qui servent de promenoir couvert: l'eau s'écoule par six robinets dans une vasque en grès.

Son débit oscille dans une mesure très étroite autour du chiffre de 150 litres par minute, [1] ce qui représente environ 200,000 litres par vingt-quatre heures.

L'analyse faite en 1864 par M. Debray, de l'Institut, et confirmée en 1879 par celle de M. Wilm (de Lille), lui assigne la composition suivante:

---

[1] Jaugeage du 21 mai 1887: 151 litres.

Acide carbonique libre....		0,080
Bicarbonates	de chaux...............	0,402
	de magnésie...........	0,035
	de fer..................	0,007
	de lithine..............	0,004
Sulfates......	de chaux..............	1,565
	de soude..............	0,236
	de magnésie...........	0,030
Silice.................................		0,015
Chlorures de potassium		0,006
Id. de sodium..................		0,004
Fluorure de calcium..................		traces
Arsenic..............'.............		traces
		2 g. 384

La température de l'eau du Pavillon est de 11°5.

Elle est limpide, sans odeur. Sa densité est de 1025, sa réaction à peine alcaline, car si elle verdit le sirop de violettes elle ne bleuit pas la teinture de tournesol. Elle a une saveur fraîche des plus agréables, et un goût de fer assez marqué, mais qui disparait vite dans la bouche et qu'elle perd par le transport. A défaut de l'analyse et du dépôt ocreux qui recouvre les parois de la vasque, cette saveur styptique suffirait pour accuser la présence du Fer qui est un des facteurs essentiels des résultats thérapeutiques auxquels la source du Pavillon doit sa vieille réputation.

§ 2. — *Sources du Prince et du Quai.*

Ces deux sources coulent sous une petite marquise appliquée contre le bâtiment des bains des Dames. On y accède en descendant quelques marches. Le débit en est assez faible (Source du Prince, 13 litres à la minute. — Source du Quai, 60 litres). Les propriétés physiques: couleur, limpidité, température, sont les mêmes que celles de l'eau du Pavillon; mais l'eau du Prince a un goût de fer plus prononcé et plus durable.

La composition est différente, comme on peut en juger par l'analyse suivante faite en 1857 avec toute la compétence et l'authenticité désirables par M. Lepage, pharmacien-chimiste attaché à l'Établissement, avec l'aide et le contrôle du Professeur Baudrimont.

Cette analyse a porté sur cinq grammes du dépôt des différentes sources, recueilli dans les bassins ou les canaux de décharge; elle a donné les résultats suivants:

	Source du Pavillon	Source du Prince	Source du Quai
Eau	0,121	0,145	0,170
Silice	2,122	0,633	2,005
Alumine.............	0,297	0,258	0,217
Sesquiox. de Fer....	0,990	1,210	1,060
Carbon. de Chaux...	0,565	0,742	0,735
Magnésie............	0,232	0,256	0,278
Arsenic.............	0,0009	0,002	0,0015

On voit que la source du Prince est sensiblement plus riche en Fer et en Arsenic que la source du Pavillon; cette différence dans le degré de minéralisation explique l'efficacité plus grande de cette source contre les états chloro-anémiques.

§ 3. — Source Souveraine.

Cette source, dont la découverte ne remonte qu'à une trentaine d'années, s'éloigne notablement par sa composition des trois sources précédentes. Le débit en est faible (5 litres, 45 par minute): sa température est à peu près la même (10°); elle est également limpide et sans odeur, mais elle est à peine gazeuse, nullement ferrugineuse et elle contient par contre une proportion assez élevée de chaux et de magnésie 0 gr. 995 de sulfate de chaux et 0 gr. 740 de sulfate de magnésie. Cette composition la place parmi les eaux sélenito-magnésiennes et lui donne des propriétés laxatives, utilisables chez les personnes qui souffrent du foie ou qui sont atteintes de pléthore abdominale.

Analyse faite par Ossian Henry.

Acide carbonique libre		0,200
Bicarbonates	de chaux.................	0,162
	de magnésie............	0,048
	de soude	0,030
Sulfates	de chaux..............	0,995
calculés anhydres	de magnésie...........	0,740
	de soude	0,050
	de strontiane..........	traces

$$\text{Chlorures} \begin{cases} \text{de sodium} \dots\dots\dots\dots & 0{,}020 \\ \text{de magnésium} \dots\dots\dots & 0{,}044 \\ \text{de calcium} \dots\dots\dots\dots & \text{traces} \end{cases}$$

Azotates 0,005
Arsenic .... traces
Silice-Alumine 0,045
Sesquioxyde de fer et de manganèse ... 0,007

TOTAL .... 2 g. 346

La quantité de sels de magnésie (sulfates et chlorures) constatée à l'analyse ne suffit pas pour expliquer le degré d'action laxative que cette eau possède; mais il peut se faire entre ces divers principes minéraux des combinaisons qui échappent à l'analyse et qui agissent puissamment sur le tube digestif. Il peut aussi, exister dans l'eau naissante, c'est-à-dire prise à sa sortie du sol, des vertus qui disparaissent au bout de quelques temps.

A la source les eaux sont *vivantes* selon l'expression de Bordeu; mais une fois transportées, privées notamment de leur gaz et de leur électricité, elles ne sont plus qu'un cadavre. Pour nous renseigner sur la composition de l'eau, l'analyse chimique est obligée de la décomposer, d'en dissocier les éléments, et dans ces opérations ne peut-il pas arriver qu'elle détruise ou seulement qu'elle laisse échapper le principe actif?

CHAPITRE II

Les effets physiologiques de l'eau de Contrexeville se résument dans une *augmentation de la contractilité musculaire:* les fibres lisses des organes creux et des réservoirs organiques (vessie, vésicule biliaire) sont particulièrement visées par ce médicament, et c'est à l'excitation de ces fibres que sont dûs les phénomènes divers qui précèdent et préparent l'effet curatif. Nous les étudierons vis-à-vis des grandes fonctions, puis dans chaque organe en particulier.

§ 1. — *Circulation.*

Elle est activée de bonne heure, et il n'y a pas de buveur qui n'éprouve au bout de quelques jours une excitation générale avec chaleur à la peau, accélération du pouls, augmentation de la transpiration hors de proportion avec la quantité d'eau ingérée, etc.

Cette accélération du courant sanguin, avan

tageuse quand elle reste modérée, doit être surveillée chez les malades que leur constitution ou une lésion organique prédispose aux congestions pulmonaires ou cérébrales. On verra dans la suite de cette étude que certains de ces malades, les cardiaques particulièrement, doivent le plus souvent être dissuadés de faire usage de l'eau: mais je crois, avec plusieurs des médecins qui ont exercé à Contrexeville, qu'en prenant certaines précautions on peut conduire à bien et rendre profitables des cures hydro-minérales qui paraissent contre-indiquées au premier abord.

A cette accélération du courant sanguin se rattache en partie *l'augmentation de certaines sécrétions physiologiques* (bile, urine) que nous étudierons plus loin. Les poussées congestives hémorrhoïdaires, l'augmentation de la sécrétion bronchique chez les malades atteints de bronchite chronique, la présence d'une plus grande quantité de mucus et de glaires dans l'urine de ceux qui souffrent de catarrhe vésical, en un mot toutes ces exagérations momentanées de flux normaux ou pathologiques, qui marquent les premiers jours de la cure, sont le résultat du coup de fouet donné à la circulation générale.

L'état vertigineux qu'on observe chez quel-

ques buveurs et que nous avons vu s'accom-
pagner de bourdonnements d'oreille et de
troubles fugaces de la vue, est également
d'ordre congestif mais on ne le rencontre guère,
à ce degré du moins, que chez les personnes
à tempérament apoplectique ou chez celles qui
débutent d'emblée par de fortes doses.

A quoi est dûe cette excitation de la circulation générale? On a cherché à l'expliquer par
un phénomène de réaction contre l'arrivée
brusque de l'eau froide dans l'estomac. A la
contraction des vaisseaux sanguins de la cavité
abdominale, provoquée par l'abaissement de la
température interne succèderait un refoulement
du sang vers la périphérie.

Cette réaction se produit en effet dans une
certaine mesure et le devoir du médecin est
de faire à ses malades les recommandations
nécessaires pour en atténuer les inconvénients:
ce résultat est d'ailleurs très facilement obtenu
à l'aide de quelques précautions et artifices
dont nous dirons quelques mots tout à l'heure.

Le malaise momentané qui résulte du brusque
refroidissement de la muqueuse gastrique et
du refoulement du sang dans certains départements vasculaires est un phénomène accidentel et inopportun qu'on peut, qu'on doit
même éviter, et surtout qu'on ne doit pas

confondre avec l'excitation générale, unifor-
mément répartie, qui constitue l'effet physiologique, en même temps qu'elle est un facteur
essentiel du résultat thérapeutique.

Cette distinction entre l'excitation partielle
par refoulement, phénomène de réaction qu'on
peut toujours éviter, et l'excitation générale,
physiologique, à peu près inévitable, des premiers jours, cette distinction, dis-je, n'est pas
une vue de l'esprit. J'ai voulu en acquérir la
preuve et j'y suis arrivé par l'observation de
mes malades et par l'expérimentation faite sur
moi-même. Chez quelques personnes qui redou-
taient de boire froid, par simple répugnance
ou à cause de leurs dents, j'ai dû faire prendre
l'eau tiédie dès le début de la cure; et bien
qu'elles n'aient jamais été exposées au refoulement du sang vers la périphérie que produit
le refroidissement brusque de la muqueuse
gastrique, j'ai constaté chez toutes au bout
de deux ou trois jours des signes de circulation
plus active (augmentation de la température,
accélération du pouls, amplitude plus grande
des mouvements respiratoires, etc.). J'ai fait
sur moi-même à plusieurs reprises des expériences comparatives avec l'eau froide et avec
l'eau tiédie et j'ai pu apprécier très distinc-
tement les deux espèces d'excitation vasculaire-

Celle que j'ai décrite en dernier lieu, la seule qu'on ait le droit de considérer comme un effet physiologique de l'eau de Contrexeville me parait être d'origine complexe. Je la crois dûe pour la plus grande part à l'action excitante que cette cau exerce sur la contractilité musculaire: les muscles des parois artérielles et veineuses ne sauraient échapper à cette influence, et on comprend qu'en se contractant plus énergiquement ils accélèrent le cours du sang. A cette excitation des parois vasculaires vient s'ajouter peut-être un accroissement de l'impulsion centrale sous l'influence de l'acide carbonique que l'eau contient en quantité très appréciable, au point de déterminer quelquefois des phénomènes de légère ivresse.

La stimulation physiologique de la circulation dure pendant toute la cure, mais en s'atténuant et se régularisant au bout de quelques jours de façon à passer inaperçue.

Il s'y rattache quelques effets physiologiques locaux qui méritent d'être signalés et étudiés à part: tels sont l'augmentation ou le rétablissement des fonctions de la peau, les poussées congestives chez les hémorrhoïdaires, l'avancement de l'époque menstruelle et son facile accomplissement chez des sujets habituellement dysménorrhéïques.

Le retour de la transpiration n'est certainement pas étranger à la disparition des plaques erythémateuses qu'on observe si souvent chez les sujets arthritiques dans les régions qui avoisinent la sphère génito-urinaire. La rétrocession de ces manifestations cutanées de la diathèse urique a été signalée par plusieurs auteurs et nous l'avons observée nous-même dans deux circonstances où l'influence de la cure hydro-minérale ne pouvait pas être mise en doute. C'est sans doute sur des faits de ce genre que Bagard et Thouvenel s'appuyaient pour affirmer les propriétés anti-dartreuses de l'eau de Contrexeville.

§ 2. — Innervation.

Vis-à-vis du système nerveux l'action de l'eau est également excitante, et ses effets physiologiques se traduisent par une certaine exubérance de vitalité, avec besoin de locomotion, jactitation nocturne, insomnie, fourmillements dans les membres. Les excitations érotiques, le réveil du sens génital permettant des prouesses dont on ne se croyait plus capable, voilà encore des signes de ce que le Dr Baud appelait « l'exhaussement de la toni-« cité nerveuse. »

A cette excitation des premiers jours succède

souvent un degré marqué de fatigue, de courbature générale avec lassitude des membres inférieurs, qui est évidemment sous la dépendance du système nerveux central.

On a signalé une influence analgésique de l'eau sur la muqueuse des conduits d'excrétion de l'urine et des graviers: le cheminement de ces derniers deviendrait moins douloureux au cours de la cure hydro-minérale (1). Je n'ai pas eu l'occasion de constater cette action sédative de la douleur et j'avoue qu'elle me trouve un peu incrédule; il est si difficile d'avoir en cette matière un bon point de comparaison !

Ne voyons-nous pas tous les jours des malades supporter de façons bien différentes une colique néphrétique, à grosseur et à nature égales de graviers? Et chez le même sujet la sensibilité ne varie-t-elle pas d'un jour à l'autre?

§ 3. — *Appareil digestif.*

C'est une notion banale que celle de la digestibilité exceptionnelle de l'eau du Pavillon, cette eau « *si amie de l'estomac* » comme disait le Dr Patissier, l'ancien membre de l'Académie de médecine. C'est même cette grande digestibilité qui facilite les excès de boisson qu'on voit commettre encore trop souvent par fanfaronade ou par ignorance, et dont l'estomac est d'ailleurs le dernier à souffrir. Si l'eau ne passait pas aussi facilement on serait bien vite arrêté dans la voie de l'abus.

Non-seulement l'eau des sources que nous avons étudiées, et surtout l'eau du Pavillon, se digère facilement, mais elle accroît les facultés digestives de l'estomac, et il est de règle qu'au bout de quelques jours l'appétit augmente notablement.

Tout a été dit et fort bien dit sur les dangers de cette exagération d'appétit, de même que sur la tradition regrettable qui fait que les tables d'hôte sont trop abondamment servies. Il est certain qu'on mange trop dans les hôtels de notre station, surtout au repas du matin, et que les tables voient trop souvent paraître des mets qui devraient en être rigoureusement proscrits. L'attention n'a jamais été portée d'une façon suffisante sur le régime alimentaire et actuellement l'habitude est trop enracinée pour que notre protestation puisse avoir grand effet: nous n'hésitons pas cependant à signaler cette sérieuse infraction aux lois de l'hygiène et à invoquer sur ce point l'autorité de Legrand du Saulle; le chapitre qu'il a consacré au régime alimentaire devrait être lu par tous les buveurs. (1)

Effet laxatif. — Au bout de trois ou quatre jours, quelquefois plus tôt, quelquefois plus tard, il se produit un effet laxatif qui se continue pendant toute la cure, sans amener d'affaiblissement. On observe à cet égard des effets très-variables: certains sujets sont purgés dès le deuxième jour avec de faibles doses; chez d'autres des doses de 5 à 6 verres ne purgent qu'au bout de quelques jours; mais il est de règle que l'effet laxatif, une fois établi se maintient pendant toute la durée de la cure. Il arrive encore souvent, surtout chez les femmes, que le signal de la débâcle doit être donné par un verre d'eau purgative ou une prise de magnésie; et le flux intestinal une fois établi réapparait chaque matin à la simple sollicitation de l'eau du Pavillon. En tout cas on ne rencontre presque jamais de sujets absolument réfractaires. La source *Souveraine* doit à sa richesse en sels de magnésie une action laxative beaucoup plus marquée qu'on utilise, comme on le verra plus loin, contre la lithiase biliaire, l'obésité, la pléthore abdominale. En

---

(1) Legrand du Saulle: *Huit années de pratique médicale à Contrexeville,* Paris 1865.

dehors de ces indications spéciales elle rend journellement des services en venant à l'aide du « Pavillon » pour déterminer le flux intestinal chez les tempéraments rebelles.

Les selles sont bilieuses et cuisantes à l'anus, quelquefois teintées en brun noirâtre par le fer que contient l'eau: elles cessent avec la séance d'absorption du matin et habituellement les matières redeviennent moulées dès le soir.

Cette purgation ne s'accompagne jamais de douleur.

La congestion hémorrhoïdaire est assez habituelle dans les cinq ou six premiers jours de la cure puis elle se juge par un léger écoulement sanguin auquel succède une détente complète.

§ 4. — *Foie et voies biliaires.*

La sollicitation chaque jour renouvelée du flux biliaire a pour premier effet de désobstruer les canaux hépatiques, de les débarrasser des mucosités qui les tapissent et de favoriser la migration des concrétions biliaires qui peuvent s'y trouver.

En outre, grâce à la quantité d'eau ingérée et à sa légère alcalinité la composition de la bile est heureusement modifiée dans le sens d'une fluidité plus grande et d'une moindre tendance de la cholesterine à se déposer.

§ 5. — *Reins, Voies urinaires.*

L'eau du Pavillon est diurétique, au sens véritable du mot, c'est-à-dire qu'elle augmente la sécrétion urinaire aux dépens des liquides de l'économie; *on urine plus qu'on ne boit.*

L'expérience en a été faite et refaite au point qu'aucun doute ne peut subsister à ce sujet. Il y a donc une véritable soustraction d'eau et en même temps une soustraction d'acide urique.

La diurèse s'accompagne de sensations particulières sur lesquelles il est utile d'attirer l'attention des buveurs, car souvent elles les inquiètent. Il est bien entendu que nous ne visons en ce moment que les cas où les voies urinaires sont libres et exemptes de toute lésion: ce dont on devra d'ailleurs toujours s'assurer avant de commencer la cure.

Du côté des reins, dès que la diurèse est abondante, c'est-à-dire quand on arrive aux doses de 6 verres et plus on éprouve une sensation, passagère de courbature profonde dûe au surcroît du fonctionnement du filtre rénal et à la migration du sable dont bien peu de clients de Contrexeville sont exempts.

Du côté de la vessie, derrière le pubis et au périnée en arrière des bourses, on ressent des contractions qui deviennent quelquefois assez pénibles et qui sont dûes à l'excitation de la contractilité des fibres vésicales. Le long du canal il y a un peu d'ardeur en urinant, malgré la limpidité et la dilution extrême de l'urine. Souvent le meat est le siège de vives démangeaisons. La force du jet est habituellement augmentée.

Des sensations de même nature s'observent chez la femme.

L'urine est de plus en plus diluée à mesure que les mictions se répètent et vers la fin de la séance l'eau est rendue presque pure au point que l'urine fournit à peu de chose près les mêmes réactions que l'eau prise à la source.

Quand la dose journalière est considérable et atteint 8 à 10 verres on comprend qu'il se produit un véritable balayage des voies urinaires à la faveur duquel sont entrainés le mucus, les glaires et les petits corps étrangers. Pour ce qui est de l'action de ce courant sur les altérations de la muqueuse vésicale et sur les calculs nous renvoyons le lecteur à la 3e partie dans laquelle nous traiterons des effets thérapeutiques et de leurs applications à la pathologie spéciale.

La diurèse dure encore quelques temps après l'ingestion du dernier verre, et les buveurs éprouvent pendant une heure, deux au plus, des besoins d'uriner. Il est tout à fait exceptionnel que l'action diurétique se continue au-delà de ce délai, mais le fait peut se produire sans avoir de signification inquiétante.

Pour ce qui concerne l'action de l'eau minérale sur l'urine pathologique et notamment sur sa réaction, le lecteur devra consulter le chapitre consacré, plus loin, au Catarrhe vésical.

§ 6. — *Influence sur l'appareil génital.*

La suractivité que l'eau de Contrexeville imprime à tout l'organisme se traduit du côté de l'appareil génital par une excitation générale à laquelle peu de buveurs échappent, et que quelques-uns constatent avec une certaine satisfaction, comme le réveil d'une flamme qu'ils croyaient éteinte. Chez l'*homme* on observe pendant les premiers jours de la cure des érections nocturnes, des désirs érotiques, quelquefois des pollutions, de la sensibilité dans les testicules, des contractions fréquentes du scrotum. Il se fait une congestion de toute la muqueuse urèthrale.

Chez la femme on observe généralement un avancement de la période menstruelle et une plus grande abondance de l'écoulement. La congestion de l'appareil génital se traduit par une sécrétion plus abondante des glandes vaginales et les femmes atteintes de leucorrhée voient habituellement augmenter leurs pertes blanches pendant les premiers jours du traitement.

Cette action excitante sur la circulation de l'appareil utéro-ovarien peut être très avantageusement utilisée pour régulariser la fonction menstruelle et pour combattre la dysménorrhée.

§ 7. — *Action sur la nutrition générale.*

Elle se traduit par la diminution de la surcharge graisseuse de l'épiploon et des parois abdominales et par la perte de poids qui est presque toujours constatée à l'issue de la cure chez les personnes grasses, en dépit de la suralimentation à laquelle elles se livrent conformément à la regrettable tradition de l'endroit.

§ 8. — *Effets consécutifs.*

On comprend facilement que l'absorption quotidienne d'une eau minérale aussi active produise au bout de vingt jours une accumulation d'action physiologique et thérapeutique qui devra se manifester pendant un temps plus ou moins long après la cessation de la cure. Ce phénomène a été signalé de longue date et étudié plus particulièrement par le Docteur Caillat, ancien Inspecteur des eaux. Les effets consécutifs se traduisent par la persistance ou la reprise de la suractivité imprimée aux différentes sécrétions, (urines, bile, sueur etc.) mais surtout à celle des reins: on observe souvent de ce côté la continuation des décharges de sable qui ont commencé à la source.

L'éventualité de cette action éloignée commande la plus grande réserve en matière de fatigues ou de médications aux malades qui reviennent de Contrexeville, surtout à ceux qui y ont fait une cure énergique. Nous aurons fréquemment l'occasion de revenir sur ce point.

DEUXIÈME PARTIE

—

LA MÉDICATION.

—

LA MÉDICATION.

Elle comprend la boisson et les pratiques balnéaires (hydrothérapie simple et minérale) auxquelles on peut ajouter le massage.

Les applications externes de l'eau de Contrexeville ont été négligées pendant trop longtemps faute d'une installation convenable, mais aujourd'hui ce service est établi au point de vue du personnel et du matériel dans des conditions qui ne laissent rien à envier aux stations les plus réputées.

CHAPITRE Ier

PRÉPARATION A LA CURE HYDRO-MINÉRALE.

§ 1er. — *Traitement préparatoire.*

Il n'est plus question aujourd'hui d'imposer un traitement préparatoire aux malades qu'on envoie aux eaux, et de leur infliger les désagréments que Fagon, le célèbre médecin du grand Roi, fit subir à Boileau pour le préparer à la cure de Bourbon-l'Archambault.

Cependant parmi ces pratiques médicales préventives qui nous font sourire tout n'est pas à rejeter, et quelques-unes ont conservé un cachet marqué d'opportunité. On comprend facilement qu'il n'est pas indifférent d'aborder avec un tube digestif en bon ou en mauvais état un traitement qui consiste dans l'absorption d'une grande quantité d'eau. Pour peu qu'il y ait de l'embarras gastro-intestinal une purgation est indiquée avant de se mettre en route.

Il n'y a pas encore bien longtemps qu'on soignait préventivement les buveurs sanguins et pléthoriques ; le docteur Mamelet qui a exercé la médecine à Contrexeville pendant la première moitié de ce siècle recourait souvent à cette pratique : aujourd'hui il est admis qu'on ne doit plus saigner parce que les générations actuelles ne supporteraient pas les émissions sanguines (?) et on voit trop souvent s'en aller de vie à trépas des gens qu'une saignée faite à temps aurait sauvés. La réaction a été comme toujours au-delà de la vérité. Quoiqu'il en soit l'opinion du vulgaire est bien arrêtée sur ce point et un médecin serait mal venu à la veille d'un départ pour les eaux, à proposer à ses malades de leur ouvrir la veine pour les garantir contre les effets excitants de la cure hydro-minérale.

§ 2. — *Nécessité de s'enquérir de l'état des voies urinaires.*

Le premier effet du traitement, effet qui doit se renouveler chaque matin pendant une vingtaine de jours, étant une augmentation de la quantité d'urine et une exagération de la force expulsive de la vessie, il est essentiel d'être renseigné sur l'état des voies urinaires au point de vue de la liberté du passage. Bien des accidents de rétention ont été dûs à l'oubli de cette précaution. On croit volontiers qu'on a les voies urinaires suffisamment libres lorsque le jet de l'urine ne se fait pas attendre, et qu'il est projeté avec force ; mais ces caractères sont souvent trompeurs, et un interrogatoire bien conduit fait découvrir une diminution de calibre qui peut d'un instant à l'autre se transformer en un obstacle absolu. Dans ces cas-là le passage d'une bougie à boule est nécessaire pour renseigner le médecin sur le siège et le degré du rétrécissement. Cette découverte oblige à prendre des précautions quant au nombre des verres et à leur espacement; sans cela le malade est exposé, sous l'influence combinée de la congestion uréthrale, de la contraction exagérée de la vessie et de l'augmentation du flot d'urine à voir le passage se fermer complètement : d'où la rétention d'urine avec ses redoutables conséquences.

« Ne laissez jamais boire vos malades avant
« d'être fixé sur l'état du canal de l'urèthre, me
« disait récemment encore un de mes anciens
« maîtres de la Faculté de Strasbourg, vous
« leur épargnerez des accidents quelquefois
« très-graves, et à vous de cuisants regrets ».

C'est surtout chez les graveleux qu'il importe de s'assurer que l'urèthre est libre et qu'il n'existe pas de rétrécissement. On comprend, sans qu'il soit besoin d'insister, les dangers que présente l'engagement d'un gravier à arètes vives dans un canal irrégulier, déformé et rétréci : « qu'au lieu d'une voie libre et normale « un gravier rencontre sur sa route un rétré- « cissement plus ou moins étroit, dit le pro- « fesseur Guyon, et vous êtes en droit dès « lors de redouter les complications les plus « graves » (1). Les faits abondent pour démontrer la légitimité de ces craintes et l'importance des recommandations qu'elles ont dictées à l'éminent clinicien.

La constatation d'un rétrécissement constituera suivant le degré de ce dernier, soit une contre indication absolue à l'usage immédiat des eaux, soit une indication de l'emploi concomitant de la dilatation. La conduite à suivre dans ces différents cas sera traitée avec plus de développements dans la troisième partie.

§ 3. — *De l'examen préalable des urines.*

Cet examen devrait en principe être fait chez tous les malades qui arrivent à Contrexeville : vu l'importance de cette question et les conséquences multiples qui en découlent pour la direction du traitement, nous lui consacrerons un chapitre spécial dans la partie consacrée à la clinique.

---

(1) Guyon. — *Leçons cliniques sur les maladies des voies urinaires.*

CHAPITRE II

DE LA BOISSON.

La grande majorité des malades boit à la source du Pavillon : les autres sources ont certainement une spécialité d'action, et leur appropriation au traitement de certains états morbides (chlorose, anémie, congestion du foie) ne peut pas être contestée ; mais il est rare qu'on les prescrive isolément et dans presque tous les cas où elles sont indiquées, on combine leur emploi avec celui de l'eau du Pavillon. Des trois sources secondaires la Souveraine est la seule qu'il y ait lieu parfois d'employer exclusivement : sa composition lui fait d'ailleurs dans la médication de Contrexeville une place à part.

§ 1er — *Heure de la boisson.*

L'eau se boit le matin à jeun, par verres, demi-verres ou quarts de verre selon les prescriptions médicales. La contenance des verres est de 33 centilitres ; ils sont divisés par quarts. On trouve également à la buvette des verres de vingt-cinq centilitres.

Les doses doivent être espacées au moins de quinze en quinze minutes, et le buveur réglera l'heure de son lever de façon à ce que son dernier verre soit pris au moins une heure avant le déjeuner, lequel a lieu à dix heures.

§ 2. — *Exercice entre les verres.*

Il faut éviter de rester assis, mais au contraire se promener activement sans craindre de pousser cet exercice jusqu'à la production d'une légère moiteur : l'eau se digère moins bien au repos.

Cette règle n'est cependant pas absolue ; la prescription de l'exercice est exceptionnellement remplacée par celle du repos et même du lit dans certains cas dont on trouvera l'indication dans la troisième partie de ce travail lorsque nous aborderons le traitement des différentes maladies.

§ 3. — *Doses.*

Il faut distinguer la dose de début et la dose maxima ou de milieu. La moyenne des malades débute par 3 ou 4 verres et il n'est jamais utile de dépasser ce nombre le premier jour. Mais il y a nombre de cas dans lesquels on doit rester sensiblement au-dessous : chez les urinaires, chez les femmes atteintes de coliques hépatiques, débilitées par de récents orages utérins, chez tous les cachectiques, on doit user de grandes précautions, fractionner les doses et commencer par des demi et même des quarts de verre. Qu'on ne mette donc pas sur le compte d'une prudence exagérée ces *tâtonnements* de la susceptibilité individuelle : les doses faibles répondent à des indications thérapeutiques tout aussi nettes que les doses massives.

Le médecin seul est à même de dégager ces indications en tenant compte des aptitudes individuelles, de l'état des principaux organes, des prédispositions et des tares constitutionnelles. Il est donc sage de prendre son avis et surtout de ne pas lui substituer celui des professeurs libres d'hydrologie qui pullulent autour de la source.

Nulle part on ne fait autant de médecine qu'aux eaux : tout buveur de deuxième année se croit un maître en thérapeutique hydrominérale.

Dose maxima. — Sur ce point il y a encore bien des différences selon les catégories de malades et selon les individus ; mais il y a des limites supérieures qu'on ne saurait dépasser sans inconvénient.

Il arrive encore souvent qu'on ne doive pas aller dans le milieu de la cure au-delà de cinq à six demi-verres et qu'on en obtienne pourtant un effet thérapeutique très marqué; mais la dose habituelle oscille autour de dix verres et il est déjà rare qu'on aille jusqu'à douze: le chiffre quinze ne doit être atteint qu'exceptionnellement.

Quant aux absorptions véritablement colossales auxquelles se livrent quelques buveurs, les uns par fanfaronade, les autres avec l'idée que leurs chances de guérison se mesurent par le nombre des verres d'eau, ce ne sont pas là des doses médicales et ce sont même le plus souvent des doses nuisibles. Cette question de « l'usage excessif et inconsidéré des eaux » sera traitée plus loin avec tous les développements qu'elle comporte.

Doses décroissantes dans la dernière période de la cure. — Le traitement ne doit pas être cessé brusquement le 21e jour; le buveur doit diminuer progressivement le nombre des verres pendant les derniers jours, sous peine de s'exposer à des spasmes épigastriques au moins gênants qui se feront sentir de préférence à l'heure où il faisait son traitement.

§ 4. — *Moyens de faciliter l'ingestion de l'eau.*

La basse température de l'eau (11°) fait qu'elle est généralement bue avec plaisir dans les chaudes matinées d'été, mais il y a de fréquentes exceptions. Cette basse température peut avoir des inconvénients voire même des dangers.

Voyons d'abord les inconvénients: quelques personnes redoutent pour leurs dents le contact de l'eau froide; chez d'autres la brusque arrivée de l'eau dans l'estomac à jeun détermine une sorte d'angoisse précordiale extrêmement pénible, ou bien c'est le gaz carbonique qui occasionne de l'entournement et comme une sorte d'ivresse.

Contre la basse température le remède le plus simple est de la relever par une addition de lait chaud ou d'eau chaude, dont les donneuses d'eau assurent l'approvisionnement. On peut encore boire avec un *chalumeau*; ce dernier procédé plait généralement davantage.

Si on craint l'entournement causé par le gaz acide carbonique, on exposera son verre à l'air libre pendant quelques minutes pour en favoriser l'évaporation.

§ 5. — *Addition de sirop et de médicaments.*

L'eau peut encore être additionnée de sirop médicamenteux; ceux de Tolu et de Stigmates de maïs sont le plus souvent employés dans ce but.

Tout en approuvant les artifices destinés à faire accepter l'eau et à faciliter l'ingestion et l'absorption des doses curatives je ne suis que médiocrement partisan de ce mélange des médications et je ne fais pas grand cas de l'action thérapeutique qu'on peut attendre d'un ou deux flacons de sirop, fut-il même de Stig- de maïs. Si cette adjonction est nécessaire pour faire passer l'eau, d'accord; mais si cette dernière est facilement acceptée à l'état naturel, il me paraît préférable de n'y rien ajouter, et de réserver l'addition de sirops pour la cure à domicile.

Bonbons, Sucre d'orge, etc. — Que dire de cette invasion de la confiserie sur le terrain de la thérapeutique? ceux qui sucent consciencieusement du sucre d'orge avant et après chaque verre d'eau n'en attendent certainement pas grand bien, mais cette petite pratique les amuse; elle est d'ailleurs tout à fait inoffensive (1). Et puis chaque station n'a-t-elle pas son bonbon ? Pourquoi Contrexeville n'aurait-il pas le sien.

J'ai dit tout à l'heure que la basse température de l'eau nécessite quelques précautions. Le refroidissement interne produit par la brusque arrivée dans l'estomac d'une eau à 11° est suivi d'une réaction qui peut pêcher par excès ou par défaut. De plus l'eau froide peut agir par voisinage sur le diaphragme et le cœur et déterminer de l'oppression voire même une angoisse fort pénible. J'ai vu deux fois l'ingestion brusque d'un verre d'eau être suivie d'une vive douleur en ceinture au niveau des attaches du diaphragme. On comprend sans que j'aie besoin d'insister, que s'il existe une lésion cardiaque ou pulmonaire, l'ingestion brusque de l'eau froide peut avoir des inconvénients sérieux. C'est au médecin qu'il appartient de tâter sur ce point la susceptibilité de ses malades et de s'assurer, par un examen attentif des organes thoraciques et abdominaux, s'il existe des raisons de craindre les conséquences du refroidissement brusque de la muqueuse gastrique.

---

(1) Je fais cependant une exception pour les Diabétiques qui ne doivent introduire dans leur alimentation que le moins possible de sucre.

§ 6. — *Boisson transportée, prise ou lit au dans le bain.*

Lorsque pour cause d'indisposition ou par suite de prescription médicale l'eau ne peut pas être bue à la source, il faut l'envoyer prendre *verre par verre* avec les précautions nécessaires pour empêcher l'évaporation.

§ 7. — *Moment de la journée où il est préférable de boire.*

Il est de tradition à Contrexéville de ne boire que le matin et de faire lever le buveur plus ou moins tôt selon le nombre des verres qu'il doit absorber. A neuf heures son traitement est terminé au moins pour la boisson, et il est libre jusqu'au lendemain matin. Il y a dans l'adoption uniforme de cette manière de faire une exagération. Si le malade boit facilement ses huit ou dix verres c'est bien : mais dans les cas encore assez nombreux où l'eau passe lentement et où l'intervalle entre les verres doit être porté à vingt ou trente minutes, pourquoi obliger les malades à se lever à l'aube quand la chose leur est pénible ? n'est-il pas plus simple en même temps que sans inconvénient pour le traitement de laisser quelques verres, la plus petite part, pour l'après-midi entre trois et cinq heures ? J'ai fait ainsi plusieurs fois et je n'ai pas eu à le regretter.

§ 8. — *L'eau minérale aux repas.*

Doit-on boire de l'eau minérale aux repas ? voilà une question qui est presque journellement adressée aux médecins. Je n'hésite pas pour ma part à y répondre par la négative, et cela pour plusieurs raisons : d'abord la matinée suffit le plus souvent à l'absorption de la dose utile ; et dans le cas contraire, on peut avoir recours à la petite séance supplémentaire de l'après-midi entre trois heures et cinq heures. A ce moment-là l'estomac est vide et l'eau minérale y est facilement absorbée.

En second lieu la contractilité de la tunique musculeuse de l'estomac ne saurait sans inconvénient être sollicitée d'une façon incessante : il peut en résulter des crampes douloureuses et on sait que vis-à-vis des fibres musculaires la répétition trop fréquente des excitations amène à la longue la paresse et l'inertie. Enfin après les évacuations souvent abondantes de la matinée il est bon que l'intestin soit laissé au repos : or l'usage de l'eau minérale aux repas risques de les ramener et de transformer en un flux diarrhéique débilitant un courant qui n'est salutaire que grâce à son intermittence et aux conditions de vacuité dans lesquelles il surprend le tube digestif.

§ 9. — *Peut-on boire dans la soirée ?*

Peut-on prendre un verre d'eau minérale en guise de rafraîchissement avant de se mettre au lit? Bien des personnes le font, qui n'en sont pas incommodées ou du moins qui ne le disent pas parce qu'elles n'éprouvent que du malaise dont la véritable cause leur échappe. Mais il est certain que cette pratique est mauvaise et qu'elle a occasionné bien des indigestions. Quel médecin n'a pas été appelé la nuit pour remédier à des accidents de ce genre? que le buveur se tienne en garde contre les sollicitations de la soif, quelquefois bien vive au sortir de l'atmosphère surchauffée du théâtre, et qu'il sache résister aux agaceries de la naïade.

§ 10. — *La menstruation ne contre indique pas la boisson d'une façon absolue.*

Il y a seulement lieu de diminuer la dose lorsque l'écoulement s'établit difficilement et s'accompagne de quelques douleurs. On fera bien également dans ce cas d'élever un peu la température de l'eau. Il est bien entendu que le traitement externe sera complètement suspendu dès les premiers signes avant-coureurs.

§ 11. — *Dangers de l'usage excessif et inconsidéré.*

C'est un spectacle à la fois intéressant et instructif que celui des excès de boisson qui se sont commis de tout temps et qui se commettent encore aujourd'hui à la buvette du Pavillon. C'est en même temps un sujet d'étonnement puis de doute et d'inquiétude pour les malades que leur médecin a rationnés et mis en garde contre les inconvénients d'une absorption excessive. A ce double titre la question mérite de nous arrêter.

Nous laisserons de côté ces buveurs, devenus légendaires, qu'on aurait vus, prenant un verre de chaque main toutes les dix minutes, les vider coup sur coup et atteindre avec ces libations répétées le chiffre effrayant de 40, 50 et même 70 verres, dans une matinée. Les sujets « d'une contenance pareille » doivent se rencontrer bien rarement: et il ne serait pas impossible que le même fait rapporté par différents auteurs eût fait illusion au point de faire croire à la fréquence d'un tour de force exceptionnel, peut-être même unique.

En tout cas ce sont là gageures de buveurs; elles ne méritent pas qu'on s'y arrête et il n'y a pas lieu de les prévoir.

Mais ce qu'on peut voir encore trop souvent à la buvette, ce sont des personnes qui avalent le matin de 15 à 18 verres et même davantage, à côté d'autres que leur médecin a rationnées à 3 ou 4 demi-verres.

Il y a là un écart qui donne à réfléchir; et devant ces libations en apparence inoffensives le malade le plus prudent et le plus docile arrive inévitablement à se demander si des pratiques aussi différentes sont dictées par une appréciation également judicieuse des propriétés de l'eau, si les unes et les autres répondent à la poursuite d'un but thérapeutique bien déterminé; en d'autres termes si, à côté de maladies qui ne comportent qu'une dose journalière d'un demi-litre au début de la cure et d'un litre au plus en son milieu, il en existe d'autres dont le traitement réclame cette absorption de 15 à 18 grands verres et même davantage. Et descendant rapidement la pente qui mène de la surprise au doute, puis du doute au septicisme, notre malade se dit que peut-être cette eau est *indifférente* au point de se laisser boire impunément à doses massives, qu'elle n'agit même sur certaines affections qu'à la faveur de ces doses, que la cure de Contrexeville se réduit à une large irrigation, à un balayage des voies urinaires, et que par conséquent il faut boire beaucoup pour obtenir un effet utile.

Il est de l'intérêt de ceux qui l'entourent et de tous ceux que l'eau de Contrexeville pourrait guérir ou soulager, qu'on l'arrête de suite sur cette pente glissante en lui criant bien haut: Non ces doses de 15, 18 verres et plus, ne sont pas des doses *médicales*. (1) Non ! il n'y a pas de maladie qui réclame l'absorption de quantités pareilles.

Oui ! les petites doses de quatre, trois et même deux 1/2 verres sont dans beaucoup de cas des doses *médicales*, dictées par une saine appréciation de l'état général du malade et de la susceptibilité de l'organe souffrant, et on aurait tort de les mettre sur le compte d'une prudence exagérée ou d'y voir des tâtonnements inutiles, car les faits abondent pour démontrer qu'elles agissent favorablement, et qu'en les dépassant on exagère le mal qu'on voulait guérir.

Si un graveleux qui ne souffre pas de la vessie et dont les reins ne contiennent que du sable ou de petits graviers peut absorber

---

(1) Le fait cité par le Dr Debout dans son *Guide médical*, d'une amélioration obtenue avec des doses quotidiennes de 28 verres est considéré par lui comme tout à fait exceptionnel.

sans inconvénient six, huit et même dix verres
d'eau dans la séance du matin, il ne saurait
en être de même pour les malades atteints
d'affections vésicales. Chez eux de pareilles
doses pourraient amener des accidents sérieux,
voire même de la plus haute gravité. Cette
catégorie de malades si judicieusement groupés par le Professeur Guyon sous l'étiquette
d'*urinaires* est tenue à une grande modération dans l'usage de l'eau sous peine de voir
apparaître l'augmentation des besoins d'uriner,
la douleur dans la miction, et tout au moins
ces malaises et ces souffrances dont le journal
de Montaigne nous offre une description aussi
instructive que réaliste (1).

Chez les femmes l'abus de l'eau minérale
peut avoir des inconvénients sérieux en tout
temps, mais surtout pendant les époques:
dans un mémoire couronné en 1866 par l'Académie de médecine, le Dr Caillat a cité plusieurs cas de suppression avec symptômes
d'ovarite.

Le phénomène opposé peut se produire surtout chez les femmes arrivées à l'époque du
retour: j'en ai vu un exemple l'année dernière chez une dame qui avait crû pouvoir

____

(1) *Journal de Michel Montaigne en Italie, par la Suisse
et l'Allemagne en 1580 et 1581.*

prendre d'emblée huit verres d'eau: à la suite
de cette absorption inconsidérée il se déclara
une sérieuse métrorrhagie.

La théorie qui conteste à l'eau de Contrexeville toute propriété vitale et ne veut voir dans
la cure qu'une lessive du filtre rénal et un
balayage des voies urinaires, cette théorie,
dis-je, n'est pas fondée; et si elle a pu s'ac-
créditer près des buveurs et dans une partie
du corps médical, c'est grâce à la digestibilité exceptionnelle de l'eau et à ce que chez
toute une catégorie de malades les conséquences d'un usage excessif et inconsidéré ne se
produisent pas immédiatement, à l'opposé de
ce qu'on observe *chez les urinaires*.

Aux malades qui seraient tentés de boire
à l'aventure et haut le coude, je dirai que
l'estomac ne se laisse pas impunément dis-
tendre par d'aussi grandes quantités de liquide,
qu'à ce jeu-là ils risquent d'outre-passer le
pouvoir contractile de cet organe, d'emporter
d'ici le germe d'une dyspepsie atonique, voire
même un commencement de dilatation stoma-
cale. J'ai observé deux fois cette conséquence
d'une ingestion quotidienne exagérée chez des
goutteux qui avaient crû pouvoir avantageusement substituer aux prescriptions de leur
médecin les conseils de ces professeurs libres

d'hydrologie qui tiennent école autour de la buvette; et chez tous les deux j'ai eu beaucoup de peine à rétablir les facultés digestives: plusieurs de mes confrères m'ont signalé des faits analogues.

J'estime qu'on ne saurait protester trop énergiquement contre la tendance qui existe encore dans certaines stations à faire de la cure hydrominérale une question d'irrigation, au grand préjudice de l'estomac dont on force la puissance contractile. Cette dispepsie par abus des eaux minérales est signalée dans la plupart des traités de pathologie; mais comme elle ne se manifeste pas immédiatement, ses atteintes restent généralement ignorées des médecins qui exercent près des sources et qui d'ailleurs n'ont pas eu connaissance des excès commis.

CHAPITRE III

TRAITEMENT EXTERNE.

BAINS. — DOUCHES. — HYDROTHÉRAPIE. — MASSAGE.

Les Bains et les Douches sont un puissant adjuvant de la boisson et concourent pour une grosse part aux résultats de la cure de Contrexeville. Dans la troisième partie de cet ouvrage nous préciserons les pratiques hydrothérapiques et les modes d'administration qui conviennent aux différentes maladies: pour le moment il ne s'agit que d'indiquer la façon dont cet agent important de la médication peut être employé et les ressources que la Société des eaux a mises à la disposition des médecins et des malades.

§ 1. — *Bains.*

Les Bains sont *généraux,* ou *locaux* (bains de siège simples, et à eau courante — bains de siège avec douche lombaire en lame — avec douche vaginale, anale, périnéale etc.).

Les cabinets sont disposés de façon à ce que les malades puissent passer directement du bain à la douche. Des baignoires spéciales permettent de donner des bains médicamenteux.

Les Bains répondent à diverses indications:

Entretenir les fonctions de la peau.

Abaisser la température.

Calmer l'excitation nerveuse amenée par la chaleur, soulager les douleurs causées par la migration des graviers.

Faciliter l'émission de l'urine chez les prostatiques etc.

A ces effets de l'immersion s'ajoute l'action thérapeutique produite par l'absorption des principes minéraux dont la baignoire ne contient pas moins de 8 à 900 grammes.

Le nombre des bains, leur durée et leur température doivent être fixés par le médecin.

Le Dr Legrand du Saulle qui usait très-largement de la médication balnéaire se louait beaucoup de l'emploi alternatif des bains d'eau minérale et des bains alcalins dans le traite- de la goutte.

§ 2. — *Douches.*

La douche est générale ou locale. froide ou chaude, de température uniforme ou alternative, *hygiénique* c'est-à-dire s'adressant à l'état général dans un but de tonification ou *médicale* c'est-à-dire limitée à une partie du corps et dirigée contre une lésion particulière.

Les douches que nous employons le plus souvent sont:

1° La douche froide générale en lance et en pluie.

2° La douche locale froide.

3° La douche locale chaude terminée par quelques secondes du jet d'eau froide.

4° La douche alternative.

Les effets de la douche froide générale sont trop connus pour que nous en parlions ici: ce serait allonger inutilement notre travail. Nous dirons seulement quelques mots de la douche froide locale, de la douche écossaise et de la douche alternative.

Ces deux dernières indiquées surtout chez les graveleux, sont dirigées sur les lombes dans le but d'aider à l'expulsion du sable et des graviers. On peut aussi les employer avantageusement contre la lithiase biliaire mais en prenant de grandes précautions.

Parmi les douches froides locales, c'est la *périnéale* et *l'hypogastrique* qui sont le plus souvent employées: la douche *anale*, dirigée sur les bourrelets hémorrhoïdaux donne également de bons résultats.

La douche locale chaude trouve son emploi chez les goutteux qui ont des articulations engorgées et enraidies ou des empâtements péri-tendineux, suite d'atteintes réitérées de goutte.

Douches internes; rectale, vésicale et vaginale. — La douche rectale est très-utile chez les prostatiques toujours assez nombreux dans la clientèle de Contrexeville.

Quant à l'injection vaginale, je la conseille le moins possible dans la crainte des violences exercées par la canule ou par la force exagérée du jet. Quand les malades peuvent entrer au bain je leur recommande l'emploi du speculum vaginal à claire-voie à la faveur duquel le vagin tout entier et le col utérin prennent un bain prolongé bien préférable à l'humectation momentanée et parfois brutale qu'on réalise avec les divers modèles d'injecteurs.

Je repousse également l'irrigation vaginale telle qu'on la donne au moyen du bain de siège spécial. La seule douche vaginale que je permette c'est celle qui se donne, dans le bain également, à l'aide d'un siphon établi au-dessus de la baignoire.

§ 3. — *Injections.*

Les injections d'eau minérale dans la vessie
avec la sonde ordinaire. ou la sonde à double courant ont rendu, paraît-il, des services
dans certains cas de cystite chronique: parmi
les médecins qui ont exercé et exercent encore à Contrexeville, quelques-uns et des plus
distingués en ont signalé les avantages tout
en reconnaissant que c'est un moyen très-
délicat à employer. (1) A nos yeux c'est une
pratique à la fois dangereuse et illusoire avec
laquelle on peut faire peut-être un peu de
bien et certainement beaucoup de mal. Il
suffit de se rappeler combien certaines vessies
réagissent douloureusement contre la moindre distension et avec quelle facilité les traumatismes vésicaux retentissent sur l'appareil
rénal. La rupture de la vessie est encore une
éventualité terrible qu'on ne doit pas perdre
de vue. Or l'eau minérale n'est pas vis-à-vis
des lésions avancées de la cystite chronique
un topique assez puissant et assez éprouvé
pour qu'on ait le droit d'exposer son malade
à des accidents aussi graves en vue d'une

---

(1) Dr Debout d'Estrées: *Guide médical à Contrexeville.*
Paris 1879.

amélioration problématique qu'on peut obtenir plus sûrement par d'autres moyens.

§ 4. — *Bains et Douches de vapeur*.

Le Bain de vapeur est rarement indiqué chez nos malades à moins de maladie imprévue surajoutée à celle qui a déterminé la cure thermale, ou d'une complication de celle-ci telle qu'une poussée rhumatismale ou une localisation goutteuse profonde. C'est d'ailleurs une médication pénible en été; les malades ne l'acceptent qu'avec répugnance et on ne doit la leur imposer qu'en cas d'absolue nécessité.

Il n'en est pas de même de la *douche de vapeur* et surtout de la *douche de vapeur térébenthinée*. On en obtient tous les jours d'excellents effets vis-à-vis d'articulations enraidies et en train de s'ankyloser à la suite d'attaques réitérées de goutte ou de rhumatisme.

Dans quelques cas de lumbago rebelle et entretenu par d'incessantes débâcles de sédiments et de graviers, la douche de vapeur sur les reins s'est montrée également d'une grande et rapide efficacité.

§ 5. — *Massage.* [1]

Le Massage est un adjuvant qu'on ne doit pas dédaigner; les indications n'en sont pas toujours très faciles à poser, mais quand il est judicieusement ordonné et fait méthodiquement avec douceur et intelligence, il rend des services considérables. Il en est du massage comme de beaucoup d'autres choses qu'on entend tous les jours apprécier à la légère et souvent condamner d'un mot: pour savoir ce qu'il vaut il faut l'avoir vu pratiquer et l'avoir pratiqué soi-même, mais il est plus facile d'en nier à *priori* les avantages que d'apprendre à les obtenir. [1]

Le massage *hygiénique,* c'est-à-dire le massage général est indiqué à Contrexeville ni plus ni moins qu'ailleurs: aussi ne nous y arrêterons-nous pas. Mais le massage *médical,* le massage local, y rencontre de nombreuses indications dont la plus importante vise les engorgements péri-articulaires et les synovites tendineuses hyper-plasiques d'origine goutteuse.

Le massage *lombaire,* en même temps qu'il

---

(1) Dr MABBOUX. — Du Massage médical, *in Journal de Contrexeville* 1887, n°s 7 et 10.

(1) Pour l'exécution du Massage médical, le personnel spécial que l'établissement s'est attaché depuis trois ans, offre toutes les garanties désirables.

soulage les maux de reins, favorise le départ du sable et des graviers.

Certains cas de lithiase biliaire se trouvent également bien du massage: cette pratique a été vivement recommandée par Durand-Fardel et nous en avons obtenu de bons résultats mais elle exige une très grande légèreté de main et il ne faut pas y voir une pratique banale applicable à tous les cas: on s'exposerait ainsi à de cruels mécomptes.

Le massage de l'abdomen trouve fréquemment aussi son application chez les goutteux obèses affligés de pléthore abdominale avec surcharge graisseuse des parois et de l'épiploon.

CHAPITRE IV

RÉGIME ALIMENTAIRE.

Les affections qu'on soigne à Contrexeville
étant la plupart des maladies générales, d'origine constitutionnelle, l'importance du régime
alimentaire se comprend facilement, et on ne
sera pas étonné de nous voir lui donner place
dans l'exposé de la médication. Malheureusement ce régime n'a jamais été surveillé ici
comme il devrait l'être et comme il l'est dans
presque toutes les stations d'eaux un peu
actives: sur les tables d'hôte les tentations se
renouvellent sans cesse. M. Legrand du Saulle
est à notre connaissance le seul médecin qui
ait accordé à cette question toute l'attention
qu'elle comporte. [1]

Parmi les mets qu'il voudrait voir proscrire
figurent à juste titre: la viande de porc et toutes
ses préparations, les viandes fumées, les salaisons de toute sorte, l'écrevisse « dont on fait

---

[1] Legrand du Saulle: *Huit années de pratique médicale
à Contrexeville.* — Paris 1865.

un si fâcheux abus, » les épices, les crudités, les pâtisseries.

A cette liste d'aliments simplement indigestes ou trop riches en azote et que je voudrais voir exclure de l'alimentation des buveurs de Contrexeville, il faut ajouter ceux qui augmentent dans le sang la proportion d'acide urique et oxalique, notamment l'oseille, les tomates, les haricots verts, le cresson.

Les maladies dûes à l'excès d'acide urique et les différentes espèces de gravelle sont, comme on le sait, les principales pourvoyeuses de notre station, et c'est à ces malades surtout qu'il faut penser quand on règle le régime alimentaire; d'autant plus que ce qui peut leur nuire n'est pas utile aux autres (hépatiques, urinaires, diabétiques) et peut même avantageusement leur être supprimé. Les inconvénients de l'oseille et de la tomate sont généralement connus du public, mais il n'en est pas de même du cresson et j'ai souvent étonné mes malades en leur signalant comme dangereuse cette plante qui jouit d'une si bonne réputation. J'ai soigné cette année pour la gravelle une dame qui avait rendu depuis quelques mois, à la suite de violentes coliques néphrétiques des graviers d'oxalate de chaux et qui était fort surprise de se voir devenue tout-à-coup graveleuse. Elle en avait en vain recherché la cause et elle déplorait surtout qu'une cure de cresson consciencieusement faite pendant 2 mois ne l'eût pas garantie contre une affection de ce genre. On peut juger de sa surprise en apprenant que c'était justement le cresson qui l'avait rendue graveleuse.

Les asperges doivent également être mises à l'index à cause de la congestion rénale qu'elles provoquent.

Je ne saurais pousser plus loin en ce moment l'examen de ces questions de régime; j'y reviendrai quand j'étudierai les applications de la médication aux différentes maladies, et j'indiquerai pour chaque catégorie de malades les aliments dont ils doivent particulièrement s'abstenir.

Vêtements. — L'altitude de Contrexeville (342^m) et sa situation dans un vallon ouvert du sud au nord, l'exposent à de brusques changements de température, contre lesquels les malades doivent se précautionner. Les matinées et les soirées y sont généralement fraîches et on doit éviter de rester assis dans le parc après huit heures du soir. Il est de rigueur de se munir de vêtements de laine.

CHAPITRE V

DURÉE DE LA CURE.

———

Elle est généralement de vingt-et-un jours, sans qu'on puisse donner à l'appui de ce chiffre fatidique adopté dans la plupart des stations hydro-minérales aucune raison décisive. Le Docteur Baud en a fait une critique humoristique; il se demande si ce nombre de 21 est simplement un multiple du légendaire chiffre 7 — s'il n'est que la trève accordée aux femmes pour leur traitement hydro-minéral entre deux époques menstruelles — s'il s'est montré plus spécialement propice aux révolutions critiques — ou enfin s'il ne serait pas par hasard une ingénieuse imagination administrative destinée à raccourcir les mois pour multiplier les recettes. Le motif qui a fait adopter à peu près partout le terme de 21 jours n'est-il pas plutôt dans cette saturation hydro-minérale reconnaissable pour le malade et pour le médecin, qui se produit fatalement et qui se fait rarement attendre au-delà du troisième septenaire? Cette saturation dont l'échéance oscille entre le dix-huitième et le vingt-quatrième jour, indique l'utilité d'interrompre le traitement, mais on ne saurait y voir dans tous les cas la preuve de l'épuisement de l'action thérapeutique. Il y aurait souvent (on pourrait même dire toujours) avantage à faire deux cures de douze à quinze jours, séparées par quelques jours de repos. Il est évident qu'à des maladies et à des malades différents une durée uniforme de la cure hydro-minérale ne saurait convenir; mais ici comme partout le soin de la santé ne vient qu'après celui des affaires, et c'est à cet intérêt primordial qu'on mesure le plus parcimonieusement le temps.

CHAPITRE VI

L'action des eaux se continuant toujours pendant quelques temps après qu'on a cessé de boire (voir 1re Partie p. 17 et 3e Partie les articles: Gravelle, — Catarrhe vésical, — Lithiase biliaire, etc.) et s'exerçant même à notre insu dans l'intimité de nos organes, il est essentiel de ne rien faire qui puisse la contrarier, d'éviter par conséquent toute médication qui ne serait pas rigoureusement réclamée, et de suivre le régime indiqué à l'issue de la cure par le médecin qui l'a dirigée. En un mot, il faut respecter l'impulsion donnée à l'organisme par la médication hydro-minérale, laquelle dure encore alors que le médicament a été supprimé.

CHAPITRE VII

CURE A DOMICILE.

Bien qu'elle fasse partie de la *médication* et qu'à ce titre elle doive figurer dans la deuxième partie de cet ouvrage, j'ai pensé qu'il était préférable de renvoyer ce que j'ai à en dire après l'étude des différentes maladies et de leur traitement à la source.

TROISIÈME PARTIE

LA CLINIQUE

Action thérapeutique.

Applications à la pathologie spéciale.

Des maladies qu'on traite à Contrexeville.

CHAPITRE Ier

ACTION THÉRAPEUTIQUE DE LA MÉDICATION.

CONSIDÉRATIONS GÉNÉRALES.

Cette action est complexe: elle tient à la fois à la composition de l'eau, à ses qualités vitales (celles qui échappent à la balance et à l'analyse), à la quantité qu'on en absorbe, à l'ébranlement produit par la douche sur certains organes, etc. En d'autres termes l'action thérapeutique est la résultante de plusieurs actions particulières:

1° Une action sur la nutrition intime des tissus (abaissement de la production d'acide urique).

2° Une action mécanique (balayage des voies urinaires).

3° Une action excitante vis-à-vis des fibres musculaires (exagération de la contractilité).

4° Une action délayante sur certains liquides de l'économie (augmentation de la fluidité de la bile).

5° Une action anti-phlogistique sur l'inflammation chronique de certaines muqueuses.

6° Une action spécifique sur le fonctionnement de certains organes (diminution de la production du sucre chez les diabétiques).

A chacune de ces actions correspond une application thérapeutique, mais il est évident qu'on ne peut pas les isoler; dans cette médication complexe chaque maladie va trouver, pour ainsi dire, celle qui lui convient.

Ces maladies sont d'essence diverse et si quelques-unes peuvent être avec raison groupées sous l'étiquette de *diathèse urique*, d'autres n'ont pas le moindre rapport avec cette diathèse. Si on voulait limiter l'action de la médication de Contrexeville aux maladies par excès d'acide urique on en refuserait le bénéfice à de nombreuses catégories de malades, notamment aux hépatiques, aux urinaires, voire même aux gens atteints de gravelle phosphatique et oxalique.

A l'excès d'acide urique dans le sang et dans les tissus correspond une maladie, la goutte, dont les manifestations nombreuses et variées justifient l'expression de diathèse urique sous laquelle quelques auteurs les ont groupées: mais il faut se garder d'un excès de synthèse et ne pas vouloir faire entrer dans ce cadre la pathologie tout entière, jusqu'aux calculs biliaires dans la composition desquels il n'entre pas un atôme d'acide urique.

La médication de Contrexeville est-elle le spécifique des maladies par excès de cet acide comme le sulfate de quinine est le spécifique de la fièvre intermittente? Le titre de quelques publications tendrait à le faire croire, mais c'est ici le cas de rappeler le vieil adage « il n'y a « pas de maladies; il y a des malades. » En matière de thérapeutique, hydro-minérale ou autre, il faut se garder des classifications étroites, fondées sur un seul caractère, et réunissant sous une même étiquette le nom de la maladie et celui du remède qui lui convient. Les dérangements de la machine humaine ne s'accommodent pas de ces formules précises et immuables; et dans le cas particulier ceux qui veulent faire de l'eau de Contrexeville le spécifique de la diathèse urique, et ceux qui ne reconnaissent cette qualité qu'aux eaux sodiques, sont également éloignés de la vérité.

Ces exagérations sont regrettables car elles risquent de nuire à la bonne réputation des sources en leur faisant promettre plus qu'elles ne peuvent tenir; et elles vont contre l'intérêt des malades en faisant de la médication hydro-minérale une sorte de lit de Procuste.

Au premier rang des maladies qu'on traite

à Contrexeville figurent les différentes espèces de *gravelle* et la *goutte*. Vient ensuite le *catarrhe vésical*, essentiel, ou d'origine calculeuse. Ces trois affections ont fourni à elles seules pendant de longues années la clientèle du Pavillon et dans la deuxième édition de la remarquable étude clinique du D\u02b3 Mamelet (1840) ce n'est guère que d'elles qu'il est fait mention.

D'autres applications des merveilleuses propriétés de cette eau avaient été signalées dès 1760 par Bagard ; mais la voix de notre illustre confrère n'avait pas eu d'écho et ce n'est guère que depuis une vingtaine d'années qu'on vient chercher à Contrexeville la guérison de la lithiase biliaire et du diabète sucré.

D'autres affections chroniques qu'on commence à peine à soigner ici et qui cependant y sont très-heureusement modifiées c'est la métrite goutteuse, c'est le cortège de malaises utéro-ovariens qui accompagne souvent la menopause chez des femmes à antécédents goutteux personnels ou même simplement héréditaires : ce sont encore certaines formes de dysmenorrhée, celles que Jaccoud et Labadie-Lagrave ont si heureusement appelées *migraines utérines*. Aujourd'hui que l'existence de la goutte-utéro-ovarienne n'est plus contestée et que la métrite goutteuse a sa place marquée dans tous les traités de gynecologie, la pathologie spéciale de la femme doit être représentée dans la clinique de Contrexeville.

Nous nous proposons d'étudier dans les pages suivantes l'application de la médication de Contrexeville aux affections suivantes:

a. La goutte articulaire et viscérale.

b. Les différentes espèces de gravelle.

c. La pierre.

d. Le catarrhe vésical et l'hypertrophie de la prostate.

e. La lithiase biliaire.

f. Le diabète sucré.

g. La métrite chronique et les troubles de la menstruation (d'origine goutteuse).

h. L'incontinence nocturne infantile — certaines formes de spermatorrhée.

g. L'urèthrite chronique; blennorrhée; goutte militaire.

CHAPITRE II

ARTICLE Iᵉʳ. — **De la goutte.**

Le lecteur ne doit pas s'attendre à trouver ici l'histoire médicale de la goutte : donner place dans un livre sur une médication hydro-minérale à la description de toutes les maladies contre lesquelles on l'emploie serait faire un véritable traité de pathologie, œuvre assurément facile mais d'une utilité contestable. Aussi ne dirai-je de la goutte que ce qui sera nécessaire pour justifier l'emploi de la médication hydro-minérale et pour en faire comprendre les différents modes d'application.

Il est généralement admis que la goutte est dûe à la saturation des différents liquides de l'économie par l'acide urique ; ses manifestations, véritables décharges de cet acide, peuvent se faire sur tous les tissus et sur presque tous les organes ; elles peuvent alterner, se suppléer les unes les autres en conservant un air de famille reconnaissable pour un œil exercé.

La goutte est donc une maladie diathésique. Ses manifestations forment deux groupes distincts : elles sont *articulaires* ou *viscérales*, autrement dit elles se font sur les jointures ou sur les organes internes.

Ces deux genres de manifestations ne sont presque jamais simultanées, sauf dans la période avancée de la maladie ; dans les premières phases elles se montrent isolément, se succèdent et se remplacent sans qu'on ait le droit d'y voir des étapes successives de la diathèse. Celle-ci peut en effet choisir un grand appareil organique ou un organe isolé pour théâtre de sa première apparition, tout aussi bien qu'une jointure ; et il n'y a pas de règle ni même d'ordre habituel pour l'envahissement des différents organes.

§ 1er. — *Goutte articulaire.*

La description de l'attaque de goutte, donnée par Sydenham a été tellement vulgarisée que peu de goutteux l'ignorent. Le grand médecin anglais a fait de ses souffrances une peinture qui est devenue classique. La localisation articulaire a une physionomie tout à fait caractéristique : son début nocturne, la marche progressive de la douleur, sa physionomie, la façon dont elle s'atténue puis disparaît, les caractères de l'inflammation cutanée etc. — tout se réunit pour constituer un épisode de pathognomonique et former un tableau au bas duquel la signature de la goutte est écrite en gros caractères.

C'est là l'attaque classique, l'attaque type, mais il y a à ce tableau de nombreuses variantes tenant à l'atténuation des symptômes, au siège de la poussée articulaire, à la périodicité de ses retours etc. La *goutte atténuée* si bien décrite par Lecorché, mérite de retenir l'attention à cause des nombreuses méprises dont elle est l'objet encore tous les jours; aussi nous y arrêterons-nous un instant. On la prend pour une foulure, pour une entorse, pour une engelure, pour l'effet d'une chaussure trop étroite etc.; et cette erreur est doublement nuisible au malade dont on augmente les souffrances par un traitement local intempestif et qu'on ne met pas en garde contre la diathèse qui le tient dans le présent et le menace pour l'avenir. La description de Lecorché ne saurait être trop vulgarisée afin de mettre en garde les médecins et les malades contre une erreur doublement préjudiciable.

« Dans ces cas les phénomènes généraux « font défaut; les phénomènes locaux sont à « peine marqués et ne ressemblent en rien « à la symptomatologie à grand fracas de la

« grande attaque. Le gros orteil devient sim-
« plement un peu douloureux et tuméfié, la
« chaussure ne peut être supportée ; il y a une
« légère rougeur au niveau de la base de
« l'orteil. Ce gonflement douloureux persiste
« dix, quinze jours, s'exaspérant un peu pendant
« la nuit ; puis tout disparaît progressivement.
« Mais cette attaque est suivie, comme la grande
« attaque, de démangeaisons au niveau de
« l'orteil atteint et d'un certain degré de des-
« quamation de l'épiderme. » (1)

§ 2. — *Goutte articulaire et chronique.*

La répétition des accès amène à la longue des
lésions et des déformations dont nous devons
dire quelques mots, car elles peuvent être
modifiées avantageusement par la médication
de Contrexeville: ce sont l'hydarthose chronique,
le gonflement des têtes osseuses, ou bien encore
les exsudats inflammatoires qui brident les
tendons dans leur gaîne, enfin et surtout les
nodosités uratiques ou tophus.

Ces tumeurs calcaires, le plus souvent sous-
cutanées, peuvent prendre un grand développ-
pement et amener quand elles siègent aux pieds

---

(1) Lecorché. — *Traité théorique et pratique de la goutte,*
Paris 1884.

et aux mains des déformations considérables.
Elles s'éliminent quelquefois par ulcération
spontanée ou provoquée, ce qui donne lieu à
des *abcès goutteux* et à des fistules parfois
interminables.

§ 3. — *Goutte viscérale.*

L'énumération de toutes les localisations
viscérales équivaudrait à la nomenclature complète de nos tissus et de nos organes.

Le princide goutteux réside en effet dans le
sang puisqu'il est dû à la viciation de ce liquide
par un excès d'acide urique ; il pénètre avec
lui jusque dans l'intimité de nos tissus, et il
n'est pas une parcelle de notre substance qui ne
puisse devenir le théâtre de ses manifestations.

Mais elles ne sont pas toutes également
fréquentes ni également graves; quelques-unes
seulement, la goutte bronchique et la goutte
cardio-vasculaire, sont particulièrement re-
doutées des malades et des médecins, et c'est à
celles-là surtout que s'applique l'expression
de *goutte remontée* à laquelle le public attache
une si terrible signification.

Les atteintes viscérales de la goutte peuvent
se produire d'*emblée,* ou succéder par le cours
naturel de la maladie à des attaques articulaires,

ou être le résultat d'un traitement intempestif de ces dernières.

§ 4. — *Cachexie goutteuse.*

L'action prolongée de l'acide urique sur les éléments organiques y amène des altérations profondes avec des troubles fonctionnels et de nutrition dont l'ensemble constitue la *cachexie goutteuse.* Cette cachexie, dûe à une intoxication chronique, peut être le dernier terme d'une série d'explosions articulaires ou viscérales ; mais elle peut aussi se développer sans cet appareil bruyant et envahir sourdement l'organisme.

Le tableau clinique n'est pas le même dans les deux cas, mais les indications thérapeutiques ne diffèrent pas sensiblement.

§ 5. — *Du Traitement de la Goutte*
par les eaux minérales.

De toutes les maladies qui affligent les sociétés civilisées, la goutte est peut-être la plus anciennement connue, et la notion de son traitement par les eaux minérales est presque aussi ancienne que celle de son existence. Le choix des médecins s'est porté sur des eaux de composition très diverse et il en est résulté pendant longtemps une obscurité que Lecorché a dissipée en distinguant dans l'évolution de la diathèse goutteuse une période active et une période de cachexie, et en déterminant la médication qui convient à chacune d'elles.

On sait que cet auteur considère la goutte comme dûe à une hypernutrition ou plutôt à une déviation du travail nutritif consistant dans une exagération des dissociations des matières azotées. « S'il existe, dit-il, des eaux vérita-
« blement appropriées au traitement de la
« diathèse goutteuse, susceptibles de l'atténuer
« et même de la faire disparaître, ces eaux ne
« sont autres que les *bicarbonatées* et les
« *sulfatées, sodiques et calcaires,* qui ont reçu
« du temps et de l'expérience clinique une
« consécration contre laquelle ne saurait pré-
« valoir une théorie, quelque ingénieuse qu'elle
« soit.

« Ce sont les seules eaux qui soient aptes,
« en agissant sur les cellules organiques qui
« président au travail de dissociation des ma-
« tières azotées, à atténuer leur puissance
« d'action et à ramener à la normale le chiffre
« des dissociations. — On ne doit pas hésiter
« à les prescire à une période peu avancée
« de la maladie.

« Quant aux eaux chlorurées, reconstituantes

« par excellence, elles sont inutiles et même
« dangereuses dans la période active de la
« goutte, car elles peuvent provoquer des con-
« gestions viscérales sérieuses et même mor-
« telles. Elles ne conviennent que dans les cas
« de goutte chronique, pour combattre les
« conséquences de cette diathèse plutôt que la
« diathèse elle-même. »

Parmi les eaux alcalines qui conviennent à
la période active de la goutte il y a encore lieu
de faire un choix selon le tempérament du sujet
et les allures de la diathèse; des modifications
peuvent survenir d'une année à l'autre et contre-
indiquer une eau déjà employée avantageusement. L'esprit de système serait des plus
dangereux en cette matière: Contrexeville pas
plus que Vichy, ne saurait convenir à tous les
cas, et le choix d'une station réclame de la
part du médecin une grande attention jointe à
un sens médical des plus exercés.

Il n'est pas douteux que l'usage des eaux
alcalines fortes, a été poussé jusqu'à l'abus:
la protestation bien connue de Trousseau ne
peut laisser aucun doute à cet égard: « vous
« savez, disait en 1861 le clinicien de l'Hôtel-
« Dieu, jusqu'à quelle frénésie on a poussé dans
« ces derniers temps l'emploi des eaux miné-
« rales de Vals, de Vichy et de Carlsbad. Mon

« opinion est qu'il n'existe pas dans le monde
« une médication plus dangereuse que celle-là.
« J'ai certainement vu, pour ma part, plus de
« cinq cents goutteux ayant été à Vichy et s'en
« étant très mal trouvés, et je ne sais pas en
« revanche si mes souvenirs me retraceraient
« quelques cas isolés d'amélioration réelle. —
« Adressez-vous au contraire aux eaux faible-
« ment minéralisées, comme celles de Con-
« trexeville, de Pougues, de Plombières, et
« non-seulement vous ne verrez jamais survenir
« d'accidents, mais vous constaterez dans la
« grande majorité des cas un sensible amen-
« dement. Lorsque la gravelle est liée à la
« goutte, Contrexeville vous donnera même des
« résultats thérapeutiques d'une grande valeur. »
Il nous serait facile d'ajouter à cette éloquente
protestation bien des plaidoyers en faveur des
eaux sulfatées calcaires dont Contrexeville fait
partie; mais la médication de Vichy pourrait
invoquer des opinions également imposantes
et la vérité sortirait difficilement de ce duel
de citations. Il est plus scientifique de chercher
dans l'état général du malade, dans le mode
d'évolution de la maladie, dans l'intensité et
le plus ou moins de fréquence des manifestations, les éléments d'un choix judicieux. Dans
sa classification, basée sur les différences symp-

tomatiques que présente la goutte selon les constitutions et les tempéraments des sujets, Durand-Fardel décrit des goutteux sanguins, des goutteux bilieux, des goutteux névropathiques.

« La goutte à déterminations vives, franches,
« la goutte aristocratique de Sydenham c'est
« la goutte des individus sanguins et disposés
« aux congestions sthéniques, des hommes à
« vitalité active et expansive. Les accès sont
« violents, mais ils se résolvent intégralement.
« C'est chez eux que la goutte demeure le plus
« longtemps et le plus sûrement à l'état aigu.

« Les goutteux bilieux sont essentiellement
« hémorrhoïdaires et dyspeptiques. C'est chez
« eux que s'observent surtout les engorgements
« du foie, les embarras gastriques répétés,
« l'atonie et la langueur des fonctions abdomi-
« nales, les troubles urinaires, les lésions du
« rein et le passage facile à l'état chronique.

« Chez les goutteux névropathiques, en même
« temps que les manifestations régulières sont
« moins marquées et moins vives, les mani-
« festations irrégulières ont plus de tendance
« à se développer et à se fixer sur tel ou tel
« organe: gastralgie, entéralgie, asthme.

« Au lieu d'attaques très douloureuses mais
« suivies d'une résolution complète, les malades

« demeurent sous l'imminence de douleurs plus
« sourdes, mobiles, alternant avec des troubles
« fonctionnels variés, etc. »

A chacun de ces groupes on peut assigner
d'une façon générale, et sous réserve des indications propres à chaque cas particulier, une médication hydro-minérale différente: ainsi les goutteux sanguins pourront bien se trouver des eaux bicarbonatées sodiques (Vichy); aux goutteux bilieux on conseillera selon les cas, Carlsbad ou Contrexeville; aux goutteux névropathiques cette dernière station est particulièrement indiquée: ses eaux, toniques et ferrugineuses en même temps que sulfatées calcaires conviendront aux sujets affaiblis et anémiés: « Les eaux de Contrexeville, dit le
« professeur Charcot, sont souvent très utiles
« dans la goutte chronique. Nous les avons
« employées plusieurs fois dans les cas de
« goutte ancienne, avec dépôts tophacés, et
« les résultats nous ont paru favorables. »

On comprend que dans un ouvrage de ce genre nous ne puissions pas descendre dans le détail de toutes les indications particulières dont tiendra compte le médecin consulté sur l'opportunité d'une cure hydro-minérale et sur le choix d'une station. Nous ne pouvons que donner des indications générales et tracer pour ainsi dire les grandes lignes du traitement. Pour nous résumer, nous considérons les eaux de Contrexeville comme particulièrement indiquées : 1° chez les goutteux anémiés, affaiblis pour une cause quelconque; 2° pour ceux chez qui il y a concomitance de gravelle; 3° chez les goutteux qui présentent cet état caractérisé par la congestion des différents organes contenus dans l'abdomen, et que les anciens décrivaient sous le nom de pléthore abdominale. Chez ces malades la circulation de la veine porte est entravée et la constipation presque permanente; il en résulte un malaise habituel qui s'exagère avec les poussées goutteuses au point de donner lieu à de violentes entéralgies. Par ses propriétés laxatives, diurétiques, excitantes de la contractilité musculaire, l'eau du Pavillon est très bien appropriée à la modification de cet état de pléthore et au soulagement des souffrances qui en sont la conséquence.

§ 6. — *De son Traitement à Contrexeville.*

Il s'adresse surtout à la diathèse, mais il peut s'appliquer également aux lésions intrà et périarticulaires amenées par la répétition de ses atteintes. Il comprend la *boisson* et les *pratiques externes*.

6

A. *Boisson*. — C'est généralement à l'eau du Pavillon qu'on s'adresse. A moins de contre-indications dictées par une tendance aux congestions, par'le mauvais état des voies urinaires, ou par un grand état de faiblesse, l'eau est employée aux doses fortes en commençant par 3 ou 4 verres pour atteindre le quatrième jour la dose de 10 à 12 qu'on dépassera rarement. Chez les goutteux à pléthore abdominale l'effet purgatif doit être particulièrement recherché et il n'y aura presque jamais lieu de l'enrayer. Chez les sujets anémiés, affaiblis, menacés ou déjà atteints de cachexie, la boisson ne peut généralement pas être conduite au-delà des doses moyennes de cinq à six verres et on se trouve souvent bien d'employer la source du Prince, plus ferrugineuse et sur les propriétés toniques de laquelle nous avons insisté plus haut.

C'est chez les goutteux surtout qu'il faut, avant d'instituer le traitement, procéder à un examen complet des poumons, du cœur et des artères: la diathèse peut en effet avoir agi sourdement sur ces organes et y avoir déterminé des lésions qu'on ne saurait négliger sans faire courir au malade les plus grands risques. Le cœur est un des lieux d'élection de la diathèse goutteuse et il peut être profondément altéré dans ses parois sans que le sujet en soit averti par des troubles fonctionnels; mais la moindre congestion des organes internes qui viendra donner au muscle cardiaque un surcroit de travail le trouvera au-dessous de sa tâche et en quelques heures on pourra voir se dérouler le tableau de l'asystolie.

Le goutteux devra donc plus que tout autre être mis en garde par son médecin contre les inconvénients du refroidissement interne produit par l'ingestion trop brusque; c'est surtout à lui qu'il faut recommander de boire lentement, à petites gorgées, pour ainsi dire en se coupant l'eau, et de mettre de longs intervalles entre les verres. Quelques personnes pourront sourire en me voyant entrer dans des détails aussi minutieux, et attacher autant d'importance à la façon de boire quelques verres d'eau. A celles-là je ferai observer que le danger n'existerait pas si chaque goutteux n'abordait la source qu'après une sérieuse exploration de ses organes thoraciques; mais il est loin d'en être ainsi: à défaut de cette sélection, le devoir du médecin, dans un ouvrage comme celui-ci, est de mettre à portée des malades la plus grande somme possible de renseignements, et de les protéger contre eux-mêmes.

B. *Traitement externe. — Bains.* — Il existe

dans le public un préjugé fortement enraciné
contre l'usage des bains dans la goutte. « A
« Contrexeville, dit Legrand du Saulle, les
« goutteux ont généralement une sainte horreur
« pour les bains. »

Cette aversion est-elle méritée ? Notre distingué confrère ne le croyait pas et je partage
absolument son avis, estimant comme lui que
si les bains sont réputés nuisibles, c'est qu'on
ne sait pas les prendre.

Il est certain que tous les goutteux ne doivent
pas être baignés et j'accorderai volontiers que
le bain ne doit être conseillé qu'aux goutteux
forts, à pléthore abdominale, et en dehors des
accès. Mais à ceux-là il sera profitable à condition d'être pris de la façon suivante : « Pour
« qu'un bain et qu'en particulier le bain de Con-
« trexeville soit profitable au goutteux, il faut
« que le malade ne reste dans sa baignoire que
« de quinze à trente minutes ; que rapidement
« essuyé au moyen de linges rudes il soit
« ensuite placé nu entre deux draps ou deux
« couvertures de laine, et frictionné vigoureu-
« sement sur toutes les parties du corps qui ne
« sont le siège d'aucune douleur. Puis aussitôt
« habillé, il doit faire un exercice prolongé. » (1).

____

(1) Legrand du Saulle. — *Huit années de pratique médicale
à Contrexeville.*

Pris de cette façon le bain active la circulation du sang, et favorise la décongestion des organes internes.

c. *Douches chaudes.* — La douche générale donnée dans les mêmes conditions et à la même catégorie de malades peut être très utile.

On en obtient tous les jours de bons effets dans le traitement de la goutte chronique à Wildbad, à Gastein; et le médecin français le plus autorisé en cette matière n'a pas craint de passer outre aux préjugés et aux répugnances du public : « Nous avons cru pouvoir prescrire « dans certains cas de goutte chronique l'hy- « drothérapie chaude sous forme de bains et de « douches à la température de 25° à 40° et nous « n'avons eu qu'à nous en féliciter. » (2).

b. *Hydrothérapie froide.* — Elle ne peut être employée utilement que chez les goutteux névropathiques et à la période avancée de la maladie. Ce sont alors ses propriétés toniques et reconstituantes qu'on utilise et on en obtient souvent de bons résultats; mais il faut s'assurer auparavant qu'il n'existe aucune lésion matérielle du côté du poumon, du cœur et du cerveau.

La douche générale, le drap mouillé, l'étuve chaude suivie d'une rapide aspersion froide, ont

---

(2) Lecorché, *loc. cit.*

été employées dans des cas de ce genre et ont notablement aidé au relèvement des forces et au retour de la vitalité.

« Quand la goutte provoque une dépression
« des forces, quand la peau est pâle et les
« muscles amoindris, quand l'innervation est
« frappée d'épuisement, quand enfin l'orga-
« nisme est affaibli et que la cachexie est mena-
« çante, s'il n'existe aucune complication du
« côté du cerveau, des poumons ou du cœur,
« on peut, en toute sécurité, conseiller des
« douches froides générales, courtes, ou une
« friction avec un drap mouillé, fortement
« tordu. On produit, à l'aide de ces moyens
« longtemps continués, une action tonique très
« salutaire. » (1).

Chez les goutteux jeunes, vigoureux, sanguins, à manifestations articulaires franches, l'action tonique et excitante de l'eau froide irait contre le but qu'on se propose et qui est de combattre l'hypernutrition d'où dérive le poison goutteux. Chez ces malades les applications d'eau froide sur les articulations engorgées peuvent devenir l'origine de dérivations redoutables sur les organes internes et il est sage de s'en abstenir.

---

(1) Lecorché, *loc. cit.*

E.. Le *massage* est à recommander aux goutteux de toutes catégories. Il leur est utile en excitant le fonctionnement de la peau et en activant la circulation profonde grâce à cette stimulation de l'enveloppe externe. Les frictions, qui ne sont qu'un des éléments du massage ont été, comme on le sait, recommandées de tout temps, et William Temple disait que tout homme qui peut avoir un valet de chambre capable de le frictionner, ne doit pas avoir la goutte.

Chez les sujets obèses, affligés de pléthore abdominale, le massage de l'abdomen donne de très bons résultats, à Contrexeville comme ailleurs, et chaque fois qu'on pourra le faire faire d'une façon convenable, il y aura avantage à l'adjoindre au traitement hydro-minéral.

F. *Lésions locales.* — Vis-à-vis des engorgements peri-articulaires, des tendo-vaginites, des exsudats inter-musculaires, des dépôts tophacés ulcérés ou non, on aura recours aux différentes combinaisons de douches: chaudes, écossaises, ou alternantes, aux douches de vapeur térébenthinées et au massage.

§ 7. — *Incidents qui peuvent survenir pendant la cure.*

Ces accidents consistent, ceux du moins qui sont en rapport avec la diathèse, dans l'apparition de poussées goutteuses sur les articulations ou sur les organes internes. Hâtons-nous de dire que ces dernières sont dues le plus souvent à des imprudences, tandis que le rappel de la diathèse sur des articulations déjà atteintes est un phénomène assez fréquent dans les huit premiers jours. Mais ces poussées dues en partie à l'excitation produite par la cure hydro-minérale n'atteignent jamais un haut degré; le plus souvent l'accès de goutte n'est qu'esquissé, et cède à quelques applications narcotiques aidées au besoin d'un peu d'extrait de colchique et de sulfate de quinine. La boisson peut et doit même être continuée, et si le malade est retenu à la chambre, on diminuera seulement le nombre des verres. Ces accès de goutte intercurrents sont en somme une complication peu sérieuse lorsque le traitement est conduit avec prudence, et nous ne croyons pas devoir y insister davantage, ni surtout en prendre occasion pour exposer dans tous ses détails le traitement de la goutte aiguë. Ce serait rentrer dans la thérapeutique générale et le simple exposé des méthodes tour à tour prônées et abandonnées remplirait de nombreuses pages.

Nous ne croyons pas non plus devoir tracer au médecin une ligne de conduite en prévision des congestions cérébrale ou cardio-pulmonaire provoquées par une cure inopportune ou mal conduite, non plus que de tout autre accident qui peut surprendre le buveur dans le cours de son traitement.

§ 8. — *Effets thérapeutiques: immédiats et consécutifs.*

Les effets thérapeutiques de la médication de Contrexeville dans la goutte et chez les différentes catégories de goutteux sont établis par une foule d'observations: les écrits des médecins qui ont exercé dans cette station fourmillent de renseignements à cet égard et chaque année les médecins de tous pays constatent par centaines de nouveaux bienfaits de l'eau du Pavillon. Le courant de goutteux qui s'établit d'ailleurs chaque année vers cette source est une preuve de son efficacité, car il n'est pas admissible que depuis 150 ans les malades soient victimes d'une illusion.

La goutte peut-elle guérir par l'usage de l'eau de Contrexeville ? — Oui assurément, à la condition que le goutteux réformera en même temps son hygiène et qu'il ne viendra pas seulement ici dans le but de se blanchir momentanément et de s'assurer l'impunité pour les excès de la prochaine campagne d'hiver. Des faits nombreux de disparition ou tout au moins de sommeil de la diathèse pendant plusieurs années, à la suite de trois ou quatre saisons à Contrexeville, permettent d'être très affirmatif sur les propriétés curatives. Et dans ces cas l'influence du changement d'hygiène ne saurait être invoquée à elle seule pour expliquer le bon résultat obtenu ; l'exemple de personnes devenues goutteuses de par l'hérédité, *malgré un régime sévère*, et guéries après quelques saisons consécutives, répond d'avance à cette objection.

Effets immédiats. — On peut les observer à la source même au bout de quelques jours. Le livre du docteur A. Millet de Tours (1) en contient des exemples frappants; et quelques-uns des faits rapportés par ce consciencieux observateur ont véritablement des allures de cure miraculeuse. En tout cas, il est certain qu'on voit bien souvent des malades arrivés avec des articulations gonflées et endolories retrouver dans le dernier septénaire de leur cure la liberté des mouvements en même temps que la douleur disparaît.

Un effet qu'il est presque de règle de voir se produire dans la seconde moitié de la cure, c'est une sorte d'alacrité chez les malades qui

---

(1) *Une Saison à Contrexeville*. Tours, 1865.

arrivent ici sans manifestation locale, articulaire ou autre, mais avec un sentiment de lourdeur générale qui leur fait craindre le mouvement et fuir toute occasion de fatigue. Les malades, généralement affligés d'embonpoint exagéré et de pléthore abdominale sont agréablement surpris en constatant au bout de huit à dix jours que la marche ne leur coûte plus, qu'il font presque sans s'en douter le double et le triple du chemin qui leur coûtait tant au début. Ils annoncent d'eux-mêmes à leur médecin qu'ils se sentent plus légers, que leurs pieds se détachent mieux du sol; chez quelques-uns c'est une véritable transformation, et leur satisfaction en est grande..

Action sur l'estomac, sur le foie. — Ces deux organes, si souvent pris dans la goutte, sont des premiers à subir l'influence favorable du traitement hydro-minéral. Le catarrhe gastrique cède habituellement au bout de trois ou quatre jours à l'action tonique et calmante de l'eau et sa guérison est accélérée par l'établissement du flux biliaire. Le retour de l'appétit chez les uns, son exagération chez les autres, la disparition de l'amertume de la bouche, l'allègement du côté droit, voilà les symptômes qui sont le plus vite accusés par les malades, et cette régularisation des fonctions digestives constitre un facteur important pour la guérison de l'affection diathésique.

Pour le Régime alimentaire des goutteux. Voir au chapitre suivant le Régime des graveleux uriques.

ARTICLE II. — Gravelle.

§ 1er. — *Considérations générales.*

La curabilité de la gravelle par la médication de Contrexeville est si généralement connue que le nom de la maladie suffit pour évoquer l'idée de la station : « qui dit Contrexeville dit gravelle ». C'est d'ailleurs chez des graveleux qu'ont eu lieu les premières cures remarquables qui ont fondé la réputation de cette eau, et c'est surtout pour ses propriétés anti-graveleuses qu'elle était fréquentée de temps immémorial par les populations voisines. Les graveleux venaient en foule à la fontaine du Pavillon dont ils buvaient l'eau par quantités énormes afin de balayer leurs reins et leur vessie. L'action mécanique, par la masse de l'eau ingérée, était seule invoquée pour expliquer ses propriétés anti-graveleuses ; et encore aujourd'hui cette manière de voir rencontre de trop nombreux adhérents.

Or la question n'est pas aussi simple. D'abord la gravelle n'est pas *une;* il en existe de plusieurs sortes, qui se développent sous des influences différentes, et qui ne réclament pas toutes le même traitement. D'un autre côté l'eau de Contrexeville a sur la formation des sédiments urinaires une influence qu'elle doit à sa composition et à ses propriétés vitales ; elle n'agit pas uniquement par sa masse comme le font certaines eaux dites à tort *minérales*, et comme pourrait le faire toute eau de fontaine bue en égale quantité. Enfin vis-à-vis de certaines gravelles, intimement liées à la goutte et dérivant du même principe, l'action anti-graveleuse de l'eau se confond en partie avec l'action anti-diathésique. L'action curative de l'eau du Pavillon contre les différentes espèces de gravelle n'est donc pas une simple opération hydraulique ; on doit y voir autre chose que le résultat d'un balayage des voies urinaires et le traitement hydro-minéral doit être institué sur d'autres bases.

La gravelle consiste dans la formation, aux dépens de l'urine, de corps durs, de forme, de volume, de consistance et de composition variables.

Cette définition a l'avantage d'embrasser toute l'étendue du sujet et de s'appliquer à toutes les espèces de concrétions : minérales, organiques, anatomiques même ; mais au point de vue particulier de ce travail les gravelles rares, même exceptionnelles (cystine, xanthine, gravelle pileuse) ne présentent qu'un intérêt médiocre : aussi les laisserons-nous de côté pour ne nous occuper que des gravelles urique, oxalique et phosphatique.

On a proposé de nombreuses classifications reposant : les unes sur la pathogènie, les autres sur la réaction acide ou basique de l'urine, d'autres encore sur la composition chimique des concrétions. La plus généralement adoptée est celle de Durand-Fardel : d'après cet auteur il y a la gravelle *diathésique* (urique et oxalique), et la gravelle *catarrhale* ou phosphatique. La première serait le résultat d'un trouble de la nutrition, par suite duquel l'urine sécrétée avec une composition différente de l'état normal laisserait déposer sur son parcours une partie de ses principes anormaux (1). La seconde

---

(1) Anormaux d'une façon absolue ou seulement par leur proportion excessive.

tiendrait à une maladie locale, à une inflammation chronique de la muqueuse des voies urinaires qui modifierait la composition de l'urine, la rendrait alcaline et lui ferait abandonner les sels minéraux qui y sont dissous en temps ordinaire à la faveur de son acidité. Le résultat pourrait encore être dû à l'abus des alcalins employés comme médicament, et même comme eau de table (1). Ainsi d'un côté : *gravelle urique et gravelle oxalique : cause diathésique, trouble de nutrition.*

De l'autre : *gravelle phosphatique : inflammation de la muqueuse des voies urinaires.*

Cette classification a été généralement adoptée et on la trouve exposée et défendue par des auteurs considérables ; elle n'est cependant plus soutenable au moins dans son intégrité, car elle ne tient pas compte de la *gravelle phosphatique essentielle* dont l'existence est démontrée. Timidement présentée par Bences Jonès, par Rosenstein, par Bouchardat, par Leroy d'Etiolles, elle a été positivement affirmée par Mialhe devant l'Académie de médecine. Le Dr Debout d'Estrées en a fait en 1876 une étude très complète dans un mémoire couronné par l'Académie de médecine.

---

(1) Voir plus loin page 105 un curieux exemple de ce mode d'alcalinisation de l'urine.

A côté des gravelles urique et oxalique il y a une gravelle phosphatique primitive et diathésique comme elles.

Le tableau des gravelles qu'on traite à Contrexeville doit donc être rétabli ainsi.

Gravelle diathésique, primitive
- urique
- oxalique
- phosphatique

Gravelle secondaire, symptomatique d'une inflammation des voies urinaires.
- phosphatique

§ 2. — *Des concrétions urinaires.*

Selon le volume des principes solides que l'urine laisse déposer, on les désigne par les mots de *sédiments, sable, graviers, calculs*; mais les buveurs confondent trop souvent ces mots les uns avec les autres et il en résulte des difficultés d'interprétation parfois gênantes. Aussi ne sera-t-il pas inutile de s'entendre sur la signification de ces différents termes afin que médecins et malades sachent toujours exactement de quoi ils parlent quand ils n'ont pas les concrétions sous les yeux.

Les *sédiments* sont constitués par une poussière impalpable, rouge ou grisâtre qui s'attache aux parois du vase ou se dépose au fond par suite du refroidissement du liquide. On les trouve dans l'urine des fiévreux, au lendemain d'un excès de table ou d'une grande fatigue musculaire.

Lorsqu'ils ne se montrent qu'accidentellement on ne saurait y voir un commencement de gravelle.

Le *sable* consiste dans des concrétions pulvérulentes très fines, mais facilement séparables les unes des autres, qui se déposent aussitôt après l'émission.

La *gravelle* s'entend de l'agrégation des sables, formant de petits corps plus ou moins arrondis dont la grosseur varie depuis celle d'une graine de pavot jusqu'à celle d'une graine de chénevis.

Les *graviers* sont des concrétions plus grosses, lisses ou irrégulières, de forme sphérique ou ovalaire dont les dimensions n'excèdent pas le diamètre de l'urèthre ou les limites de sa dilatabilité naturelle.

Les *calculs* sont des graviers trop gros pour pouvoir sortir par l'urèthre sans opération.

Les mots de *calcul* et de *pierre* s'emploient souvent l'un pour l'autre; cependant le mot *pierre* exprime généralement un degré de plus dans l'échelle de grosseur des concrétions urinaires.

§ 3. — *Gravelle urique.*

C'est de beaucoup la plus commune : dans une statistique établie en 1865 par Legrand du Saulle et portant sur 1652 cas elle figure, seule ou accompagnée de manifestations goutteuses, pour le chiffre de 549 : et il est bon de noter que ce chiffre se rapporte à de véritables cas de gravelle et non à des urines accidentellement sédimenteuses; l'auteur ayant eu soin de mettre en garde les faiseurs de statistiques contre la possibilité de cette confusion, ne l'a certainement pas commise lui-même.

La gravelle urique accompagne presque toujours les manifestations goutteuses : elle dérive d'ailleurs du même vice de nutrition et s'il n'y a pas entre les deux maladies identité de nature la parenté est au moins très étroite.

Pour Lecorché la gravelle urique est presque toujours de nature goutteuse et la colique néphrétique n'est que l'attaque aiguë de goutte rénale. Selon cet auteur les goutteux sont tous graveleux, à des degrés plus ou moins marqués et pendant un temps plus ou moins long.

« Ceux qui font de la goutte articulaire et de « la gravelle deux maladies différentes jouent « sur les mots. Ce ne sont même pas les deux « sœurs, comme disait Erasme; c'est la même

« maladie se portant sur des points différents
« et déterminant ici l'attaque articulaire, là
« l'attaque néphrétique » (1).

Cette identité de nature ou tout au moins
cette étroite parenté des deux maladies ressort
nettement des statistiques : celles de Legrand
du Saulle, de Baud, de Debout, dont les éléments
ont été puisés dans la clinique de Contrexeville
sont d'accord sur ce point avec celles de Garrod
et de Lecorché.

Les deux maladies apparaissent sous l'influence des mêmes causes : hérédité, vie sédentaire, alimentation trop azotée, fatigues cérébrales, etc. ; elles s'atténuent sous l'influence des mêmes réformes hygiéniques, elles guérissent ou du moins restent silencieuses à la suite des mêmes médications. De cela à l'identité absolue il n'y a pas loin.

Caractères des concrétions uratiques. — L'aspect présenté par les sédiments rouges qui tapissent les parois du vase dans le tout premier degré de la gravelle est trop connu pour que nous nous y arrêtions.

Les graviers ont une teinte rougeâtre, plus ou moins franche selon qu'ils ont mis plus ou moins de temps pour venir au dehors et aussi

---

(1) Lecorché. — Ouvrage cité.

selon l'intensité de leurs causes productrices. La teinte brunâtre qu'ils présentent quelquefois, uniforme ou par places, provient du sang exhalé sur leur parcours; ce sang peut quelquefois se concréter et adhérer à leur surface sous forme de petits caillots; mais la chose est rare, tandis qu'elle est presque constante pour les graviers d'oxalate.

Les graviers uratiques sont lisses ou rugueux, mais rarement à bords tranchants, et leur consistance est assez faible pour qu'on puisse les écraser sous la pression des doigts.

§ 4. — *Gravelle oxalique.*

A la différence de l'acide urique, qui est un des éléments normaux de l'urine, l'acide oxalique en est un élément accidentel. Sa présence peut y être expliquée de deux manières: ou il provient des aliments et il vient alors tout formé dehors; ou bien il est créé de toutes pièces dans l'intimité des tissus à la faveur d'une combustion exagérée de l'acide urique?

On a beaucoup discuté sur le rôle respectif de ces deux modes de production de la gravelle oxalique.

Le second serait dû le plus souvent d'après Baud à un amoindrissement de la nutrition;

l'oxalurie est considérée par cet auteur comme le résultat et l'indice d'une véritable misère physiologique dûe soit à une alimentation insuffisante, soit à une maladie chronique, ou bien encore à de violents chagrins, et cette étiologie la rapprocherait de la gravelle phosphatique primitive.

Pour ce qui est de l'origine extérieure et de l'introduction de l'acide oxalique par la voie alimentaire, nous l'avons observée cette année chez une de nos malades dans des conditions qui ne laissent pas place au doute.

Observation. — Madame P... 59 ans, constitution robuste; bonne santé habituelle, pas d'antécédents héréditaires ni personnels de goutte ou de gravelle. Est atteinte de cette dernière maladie depuis deux ans. Le début a été brusque: une violente douleur au côté gauche a duré pendant douze heures, accompagnée des symptômes ordinaires de la colique néphrétique et a été suivie, après émission d'urines sanglantes, de l'expulsion d'un gravier rugueux, noirâtre, de la grosseur d'un plomb double zéro.

Depuis cette époque il y eu trois atteintes de coliques néphrétiques, toutes suivies de l'expulsion de graviers dont la malade me présente des échantillons: les caractères extérieurs et l'examen microscopique les montrent formés presque en entier d'oxalate de chaux.

Interrogée sur ses antécédents Madame P... n'en accuse aucun qu'on puisse rattacher à la diathèse

urique. Pendant les deux mois qui ont précédé le
début de ses crises elle avait fait une cure de cresson
pour se débarasser de sa mauvaise graisse *(sic)*; elle
en fait encore une assez grande consommation et
parait fort étonnée qu'un dépuratif d'aussi bonne re-
nommée ne la préserve pas de la gravelle. On peut
juger de sa surprise en apprenant que c'est au dépuratif lui-même qu'elle la devait. Madame P... a fait
à Contrexeville une saison de vingt-cinq jours pendant lesquels elle a rendu de nombreux graviers à
base d'oxalate de chaux: elle a également laissé ici
ses illusions sur la vertu anti-graveleuse du cresson,
et si elle suit les instructions que je lui ai données
relativement à son régime alimentaire elle a toutes
chances de se débarrasser complètement de sa gravelle.

Caractères des concrétions oxaliques. — Elles
sont généralement peu volumineuses, de forme
arrondie ou cubique, rarement conique ou
ovalaire, à arètes vives; leur couleur est grise
plus ou moins foncée en noir; leur surface
rugueuse, mamelonnée, encroutée de petits
caillots sanguins. Ces concrétions sont lourdes,
dures et ne se laissent pas écraser: leur expulsion est habituellement plus difficile et plus
douloureuse que celle des autres graviers;
elle s'accompagne presque toujours d'urines
sanglantes.

Fréquence. — La gravelle oxalique est certainement rare, du moins à Contrexeville; on n'a
que peu d'occasions de l'y observer, ce qui tient

peut-être à ce qu'elle est un fruit de la misère
physiologique et qu'elle sévit de préférence
sur des classes qui fréquentent peu les eaux.
Il est certain que si on la rencontre très-rare-
ment ici, au point que Baud ne l'aurait trouvée
que chez un centième de ses malades graveleux,
et que Legrand du Saulle n'en a réuni que
onze cas contre 715 de gravelles diverses, les
statistiques dressées dans les hôpitaux accu-
sent une rareté bien moindre. En tout cas
elle est beaucoup moins fréquente que les
gravelles urique et phosphatique et elle est
surtout très-rare à Contrexeville, c'est là ce
qu'il faut retenir.

Mais si la gravelle oxalique est rare, la présence passagère de quelques cristaux d'oxalates
dans l'urine est un phénomène qu'on observe
très souvent et qui est en rapport avec l'ingestion de certains aliments dont les oxaluriques doivent soigneusement s'abstenir. Nous
consacrerons plus loin un paragraphe à l'étude
du régime alimentaire qui convient aux graveleux de toutes catégories.

§ 5. — *Gravelle phosphatique.*

La gravelle phosphatique comprend les concrétions de phosphate de chaux, de phosphate

de magnésie et de phosphate ammoniaco-magnésien. Elle est *primitive* ou *secondaire*, *diathésique* ou *catarrhale :* cette différence de génèse en entraîne de considérables dans les indications thérapeutiques et dans la façon dont le traitement hydro-minéral doit être conduit.

L'origine catarrhale, de beaucoup la plus fréquente, a été seule connue pendant longtemps; elle a pour cause l'alcalinité de l'urine, et particulièrement l'alcalinité ammoniacale qui se développe dans le cours des inflammations chroniques de la muqueuse: sous l'influence de la décomposition du pus, décomposition spontanée ou provoquée par un ferment venu du dehors l'urée se décompose en eau et en carbonate d'ammoniaque; l'urine devient alcaline, le phosphate soluble de magnésie passe à l'état de phosphate ammoniaco-magnésien qui se dépose vu son insolubilité dans les liquides alcalins. Il en est de même du phosphate de chaux, et la *gravelle phosphatique secondaire* se trouve constituée.

L'usage longtemps prolongé des alcalins peut également, en dehors de toute lésion inflammatoire, amener la précipitation des sédiments phosphatiques et conduire à la gravelle: l'observation suivante en est un curieux exemple.

Observation (personnel). — M. H.... 41 ans, grand, fortement musclé, sujet depuis l'âge de 17 ans à de fréquentes manifestations arthritiques (trois atteintes de rhumatisme articulaire aigu en 1870-1873 et 1880) a éprouvé en 1883 une première atteinte de goutte au gros orteil. Depuis cette époque les deux pieds ont été pris alternativement à plusieurs reprises. M. H.... n'a jamais remarqué de dépôt rougeâtre dans ses urines, et n'a jamais souffert des reins. Il a une hygiène défectueuse, mange à des heures irrégulières, dîne fréquemment hors de chez lui et commet surtout des excès de ville.

Il arrive à Contrexeville en août 1887 : les urines sont un peu mousseuses, présentent au bout de deux heures une couche irisée à leur surface ; leur réaction est alcaline ; elles bleuissent franchement le tournesol. Au moment de l'émission elles verdissent le sirop de violettes. Pas de sucre : légères traces d'albumine. Au bout de quelques heures il se forme au fond du vase un dépôt blanchâtre composé en grande partie de phosphates de chaux et ammoniaco-magnésien.

Interrogé sur ses antécédents pathologiques et sur son hygiène alimentaire, M. H.... nous apprend que depuis trois mois il fait usage à tous ses repas d'eau de Montrond (contenant par litre près de 5 grammes de bicarbonate de soude) ; il n'en prend jamais moins d'une bouteille par jour.

J'ai crû pouvoir rapporter à cette cause l'alcalinité véritablement anormale de l'urine chez un homme jeune, bien portant, et dont les organes génito-urinaires étaient sains. La prompte disparition de cette anomalie (au bout de dix jours) et le retour de l'acidité normale sont venus confirmer la justesse de cette appréciation.

Gravelle phosphatique primitive. — A côté
de cette gravelle symptomatique d'une maladie
des voies urinaires ou de l'abus des alcalins
on connait aujourd'hui une gravelle (phosphatique) *diathésique.* Signalée pour la première fois par Bence Jones en Angleterre, par
Rosenstein en Allemagne, par Bouchardat,
Baud et Leroy d'Etiolles en France, elle a été
mise hors de cause par les travaux de Mialhe
et surtout par ceux de Teissier (de Lyon), qui
a décrit un Diabète phosphatique. Notre distingué confrère, le Dr Debout d'Estrées, que
j'ai déjà eu plusieurs fois l'occasion de citer,
(1) en a fait l'objet d'une étude approfondie:
il lui assigne pour cause le ralentissement de
la nutrition qu'on observe dans les maladies
chroniques, dans la convalescence des fièvres
graves ou à la suite de commotions et de
peines morales. La phosphaturie serait l'indice
d'une véritable misère physiologique, et ce qui
parait donner raison à cette manière de voir
de notre distingué confrère, c'est que ses principales observations ont été recueillies sur des
marins revenant de Cochinchine et du Sénégal
dans un état d'anémie profonde. Nos confrères

---

(1) Debout d'Estrées. — *Les causes de la Gravelle et de
la Pierre étudiées à Contrexeville.* Paris 1876.

de la marine ont signalé d'ailleurs à maintes reprises cette phosphaturie de misère.

Les concrétions provenant de ces deux espèces de gravelle ne diffèrent pas sensiblement par leurs caractères extérieurs: les produits de la gravelle catarrhale sont cependant moins agglomérés et plus friables. Ceux de la gravelle primitive, se formant dans le rein, peuvent donner lieu à des coliques néphrétiques, mais leur faible consistance et l'état lisse de leur surface en atténuent sensiblement l'appareil symptomatique.

§ 6. — *Colique néphrétique.*

Les concrétions rénales peuvent évoluer longtemps sans provoquer d'autre symptôme que de la pesanteur du côté des reins, avec de légères irradiations dans les flancs.

La migration et l'expulsion peuvent aussi se faire sans douleur; mais d'un instant à l'autre la descente du gravier peut se trouver arrêtée, soit par son excès de volume, soit par un spasme du canal dans lequel il est engagé et on voit éclater les accidents de la *colique néphrétique.*

Je ne songe pas à la décrire: ses aspects sont d'ailleurs si divers et elle varie tellement non-seulement d'un malade à l'autre, mais encore chez le même malade dans des conditions identiques en apparence, que toute tentative de description est condamnée d'avance à rester incomplète. Ce qu'il faut savoir c'est que la colique néphrétique peut revêtir les aspects les plus étranges et que la douleur atteint quelquefois un degré qui fait craindre pour la vie du malade; d'où l'indication de soulager vite et à tout prix. A Contrexeville où malades et médecins sont prévenus le diagnostic ne peut guère s'égarer; mais lorsque ces accidents sont la première manifestation de la maladie, ignorée jusqu'alors, l'indécision peut durer longtemps et conduire à de singulières méprises, jusqu'au moment où le gravier révélateur apparaît au jour.

Malgré la variabilité extrême des symptômes, on peut dire d'une façon générale que les coliques néphrétiques les plus violentes correspondent à des concrétions uratiques ou oxaliques: le cheminement de ces dernières s'accompagne toujours d'hématurie.

Quant à la gravelle phosphatique (primitive), elle donne lieu à des coliques beaucoup moins vives, à des douleurs moins aiguës; mais en revanche la durée serait plus longue; la muqueuse des canalicules rénaux et des uretères étant moins offensée par des concrétions lisses et peu résistantes, on comprend qu'il en résulte des contractions moins vives et par conséquent une progression moins rapide.

Quand nous traiterons des incidents de la cure hydro-minérale, nous reviendrons sur cette question de la colique néphrétique pour dire quelques mots de son traitement.

§ 7. — *Traitement hydro-minéral.*

Tous les genres de gravelle se trouvent bien de la médication de Contrexeville; la démonstration clinique en a été faite surabondamment.

Il est certain que la gravelle urique peut être traitée avec succès à Vichy, mais il n'en est pas de même pour la gravelle oxalique et surtout pour la gravelle phosphatique, primitive et secondaire; elles ne peuvent qu'être aggravées par les eaux bicarbonatées sodiques ; sous l'influence de ces dernières, le gravier ne tarde pas à devenir pierre et l'affection calculeuse est constituée. Ce dernier point n'est plus guère contesté et les erreurs de direction deviennent de plus en plus rares. L'oxalurie et surtout la phosphaturie sont essentiellement justiciables des eaux sulfatées calcaires au premier rang desquelles figure la source du Pavillon.

Son mode d'action est complexe : elle agit d'abord par un *effet mécanique* en établissant à travers les voies urinaires un courant qui balaye le sable et les fines concrétions, chasse les mucosités et les glaires, et amène dans les premiers jours de véritables débâcles.

Cette action mécanique, trop exclusivement signalée et vantée, s'exerce également vis-à-vis des trois sortes de gravelle. Il en est de même pour l'exagération de la contractilité des conduits et des réservoirs urinaires; elle facilite le cheminement et l'expulsion des concrétions de toute nature.

Mais à côté de cette action mécanique, de cette propriété expulsive, qu'on peut renforcer par le traitement externe et qui ne s'adresse qu'aux concrétions une fois formées, l'eau du Pavillon en possède d'autres qui s'opposent à cette formation ; elle atteint par conséquent la maladie dans son principe et dans ses effets; c'est une médication tout à la fois préventive et expulsive.

Ces propriétés anti-graveleuses sont d'ordre vital : ici elles s'adressent à la diathèse, cause de la production exagérée d'acide urique, et vont entraver cette production jusque dans l'intimité de nos tissus ; là c'est en reconstituant l'organisme, en relevant les forces, en redressant les déviations de l'action nerveuse, qu'elles combattent l'oxalurie et la phosphaturie.

Voilà pour les gravelles primitives.

Vis-à-vis de la gravelle phosphatique secondaire, d'origine catarrhale, l'action de l'eau minérale s'exerce à la fois sur l'urine qu'elle dilue et éclaircit, et sur la muqueuse malade dont elle modifie la vitalité au point de rendre à l'urine son acidité normale. Nous nous étendrons plus longuement sur cette double action quand nous parlerons du catarrhe vésical.

Presque tous les genres de gravelle exigent que la boisson soit prise à hautes doses; il est par conséquent de la plus grande importance d'être renseigné sur l'état des voies d'excrétion et de s'assurer qu'il n'existe du côté de l'urèthre et de la vessie aucun obstacle sérieux au passage et à l'émission de l'urine.

Quant à la gravelle phosphatique *secondaire*, comme elle est toujours symptomatique d'une lésion des voies urinaires, son traitement diffère profondément de celui des autres sortes de gravelle et se confond avec celui du catarrhe vésical que nous exposerons longuement dans un des chapitres suivants.

Nous ne nous occuperons donc pour le moment que des gravelles primitives.

La *Boisson* doit, avons nous dit, être prescrite

à haute dose, sauf contre-indication tirée de l'existence d'une lésion organique ou d'une disposition aux poussées congestives.

On commence par 3 ou 4 verres pour arriver rapidement à 10 ou 12; l'action laxative doit être respectée.

Traitement externe. — La douche lombaire exerce sur le dégorgement des canalicules rénaux une action salutaire et on observe presque toujours à sa suite une augmentation dans l'émission du sable et des graviers: quelquefois même ce sont de véritables débâcles.

Nous recommanderons surtout la douche chaude de 10 à 15 minutes, suivie de 15 à 20 secondes d'aspersion froide: ou mieux encore la *douche alternative*. Ces douches doivent être dirigées sur la région lombaire, au niveau des reins, en arrière et sur les côtés, en suivant les indications données par le malade quant au siège habituel de la gêne ou de la douleur. En l'absence d'indications précises il est bon d'insister davantage sur le rein gauche, car il est pris beaucoup plus souvent que le droit.

Le *Massage* peut agir efficacement sur l'engorgement des canalicules rénaux par le sable et les graviers: fait méthodiquement, sous une douche en pluie, c'est un des moyens les plus prompts et les plus sûrs qu'on puisse employer contre le lombago d'origine graveleuse; nous l'avons vu plusieurs fois suivi à bref délai d'une abondante émission de sable et de fins graviers.

§ 8. — *Effets immédiats*. — *Effets consécutifs*.

Les effets du traitement se manifestent habituellement dès le 3e ou 4e jour sous forme de débâcle sablonneuse: des graviers, même assez gros, sont souvent expulsés avec une facilité dont les malades sont surpris; mais on assiste aussi quelquefois à de violents accès de *colique néphrétique*. Leur traitement ne diffère pas à Contrexeville de ce qu'il doit être partout ailleurs: l'indication dominante est de faire cesser le spasme du conduit obturé et de calmer la douleur. Il faut soulager le malade et le soulager vite. On y arrive par l'emploi des applications chaudes, des grands bains prolongés, de l'opium à l'intérieur, des injections de morphine ou d'antipyrine (1). En dehors de ces moyens il n'y a place que pour des pratiques insuffisantes qui font perdre un temps précieux,

---

(1) J'ai eu deux fois l'occasion d'employer l'antipyrine ou injection pendant la saison dernière; le soulagement a été rapide et l'un des malades qui avait été soulagé d'autres fois avec la morphine a pu faire la comparaison qui a été toute à l'avantage du nouveau médicament.

et il est même sage de ne pas attendre long-temps avant d'avoir recours à la méthode hypodermique.

Arrêt des graviers dans l'urèthre. — L'expulsion des graviers sous l'influence et pendant le cours de la cure hydro-minérale se fait habituellement sans douleur, et si ce n'était le bruit produit par le choc contre les parois du vase, le fait se passerait le plus souvent à l'insu du malade. On a vu cependant quelquefois un gravier s'arrêter dans l'urèthre et nécessiter une intervention chirurgicale, laquelle est d'ailleurs assez simple. Divers instruments ont été imaginés pour remédier à cet accident: le chirurgien peut choisir entre la curette de Leroy d'Etiolles, la pince de Hunter, la longue pince urèthrale de Galante. Je passe sous silence les différents modèles de brise-pierre urèthral, à cause de la difficulté et des dangers que présente la manœuvre de cet instrument.

Quand le gravier s'arrête au meat, il suffit d'un léger débridement avec le bistouri.

Effets consécutifs. — L'action expulsive de l'eau se prolonge pendant quelques jours et même quelques semaines; elle peut même avoir fait défaut pendant la cure et ne se produire qu'après la rentrée du malade dans ses foyers. Ces effets tardifs ne sont pas absolument rares

et je connais pour ma part un vieil habitué du
Pavillon chez qui ils se sont produits plusieurs
fois: la débâcle ne commence chez lui que dans
le dernier tiers de son séjour à Contrexeville, et
elle se continue plus ou moins forte, pendant le
mois qui suit son retour.

Baud et Legrand du Saulle ont cité de curieux
exemples de ce retard dans l'action thérapeutique.

§ 9. — *Régime alimentaire des graveleux.*

Ce régime varie nécessairement avec l'espèce
de gravelle. Aux graveleux *uriques*, on fera les
mêmes recommandations qu'aux goutteux: une
même diathèse les unit en effet et leur nutrition
est déviée dans le même sens. Leur alimentation sera aussi peu azotée que possible: les
viandes blanches remplaceront les viandes
noires dans la mesure compatible avec la
conservation de l'appétit: les salaisons, la viande
de porc et ses innombrables préparations, les
substances fermentées telles que la choucroute,
les crustacés de mer et d'eau douce, ne paraî-
tront sur la table qu'exceptionnellement, et la
cuisine sera peu épicée. La proportion des légumes frais, herbacés, sera notablement augmentée ainsi que celle du laitage.

Le vin sera vieux, choisi parmi les moins chargés en alcool et en tannin, très étendu d'eau ; les vins liquoreux, les vins sucrés et mousseux, le champagne surtout, seront sévèrement proscrits ainsi que les liqueurs et les bières fortes.

Tout en introduisant dans leur alimentation une proportion élevée de légumes frais et herbacés, les graveleux uriques s'abstiendront d'oseille, de tomates, de haricots verts, qui favorisent la production d'acide urique, et d'asperges à cause de leur action congestionnante vis-à-vis des reins.

Les repas devraient être courts, jamais copieux ; les malades devraient même quitter la table en restant sur leur faim, quite à goûter et luncher légèrement. Ils seraient moins lourds en sortant de table, moins tentés par conséquent de faire la sieste ; leur digestion se ferait plus facilement et d'une manière plus complète.

L'hygiène alimentaire des *oxaluriques* sera à peu de chose près celle des graveleux uriques : ils devront seulement s'abstenir avec encore plus de sévérité de toutes les substances qui contiennent de l'acide oxalique : oseille, tomate, cresson, haricots verts parmi les légumes ; — parmi les fruits, oranges, groseilles vertes pommes et poires, sinon très mûres.

Dans la gravelle *phosphatique* primitive, maladie de misère et de dénutrition, dûe le plus souvent à une alimentation insuffisamment azotée, le régime alimentaire doit au contraire être tonique et reconstituant, c'est-à-dire fortement animalisé. Mais on a rarement l'occasion de voir ce genre de gravelle à Contrexeville, tandis qu'on y rencontre à chaque pas la gravelle phosphatique secondaire, symptomatique d'une inflammation chronique des voies urinaires : catarrhe vésical essentiel, ou symptomatique lui-même et lié à la présence d'un calcul. Dans ce cas c'est l'affection vésicale qui domine la scène ; le malade appartient à la catégorie des *urinaires,* bien plus qu'à celle des *graveleux* , et c'est l'hygiène des urinaires qu'on doit lui prescrire (Voir plus loin chap. IV).

ARTICE III. — **De la pierre.**

§ 1. — *Considérations générales.*

Les mots *calcul* et *pierre* s'appliquent ici à toute concrétion lithique contenue dans la vessie et trop grosse pour en sortir sans opération.

La pathogénie en est assez variée, mais nous ne visons pour le moment que le mode de production le plus fréquent, celui qui est lié à l'histoire de la gravelle rénale.

Les calculs de la vessie ne sont en somme que de gros graviers: le gravier est devenu calcul, *soit* par adjonction d'éléments de même nature venus comme lui du rein (et alors le calcul est homogène), *soit* par le dépôt à sa surface de sédiments phosphatiques que l'urine devenue alcaline laisse déposer (et dans ce cas le noyau diffère le plus souvent des couches périphériques).

Cette alcalinité de l'urine peut résulter d'une inflammation des voies urinaires ou être dûe à l'abus des alcalins. Cette dernière cause se rencontre encore trop souvent par suite du peu de soin qu'on met à distinguer les différentes sortes de gravelle. Combien de gens sont revenus de Vichy avec un calcul qu'ils n'avaient pas en y arrivant! et combien il eût été facile de leur éviter cette fâcheuse acquisition! Il suffisait de compléter le diagnostic de gravelle par celui de l'espèce; et alors le plus petit effort de raisonnement aurait suffi pour faire comprendre qu'une eau aussi fortement alcaline ne pouvait pas rendre à l'urine l'acidité qu'elle avait perdue et dont l'absence causait la gravelle.

A ces différences dans le mode de production des calculs correspondent des différences très grandes dans leur degré de consistance et de friabilité, et partant dans la rapidité de leur développement ainsi que dans les indications thérapeutiques.

Le calcul est constitué : à quels accidents donne-t-il lieu? par quels symptômes se manifeste-t-il ? Ils sont de trois ordres :

La douleur ;

Certains troubles du côté de la miction ;

Des modifications dans le caractère des urines.

Douleur. — Elle se fait sentir en différents points; au périnée et du côté du rectum sous forme de pesanteur, d'irradiations douloureuses, exagérées par la marche et par la voiture; derrière le pubis, au col de la vessie, sous forme de tenesme à la fin de la miction; à l'extrémité de la verge, dans le scrotum, dans les grandes lèvres, etc.

Comme *troubles de l'urination* on observe : la fréquence des envies et leur urgence dans la position debout (le décubitus dorsal les calme); les difficultés de l'émission urinaire, le ténesme douloureux qui accompagne et entrave l'expulsion des dernières gouttes; les modifications du jet qui devient saccadé et peut même s'interrompre brusquement; la rétention d'urine, l'incontinence par regorgement, etc.

Modifications de l'urine: Elles sont en rapport avec la pathogénie même du calcul, ou liées à la cystite calculeuse et généralement elles reconnaissent à la fois cette double origine. On peut y observer tous les degrés, depuis l'urine neutre, simplement nuageuse, mélangée de sédiments blanchâtres jusqu'à l'urine alcaline, boueuse, à odeur ammoniacale, charriant du pus, des sédiments phosphatiques et des paquets de glaires visqueuses. A cette altération muco-purulente s'ajoute sous l'influence de la fatigue ou du traumatisme intra vésical un phénomème significatif, l'apparition du sang dans l'urine.

Ne voulant pas tracer ici l'histoire de la pierre, mais seulement en esquisser les traits principaux afin de rendre plus intelligible la discussion de l'opportunité du traitement hydro-minéral, je n'irai pas plus avant dans l'exposé des symptômes. J'ajouterai seulement qu'ils peuvent ne se présenter qu'en petit nombre et très atténués, de façon à former un tableau incomplet et à faire hésiter le diagnostic; qu'ils peuvent même manquer complètement pendant un temps plus ou moins long alors même qu'il existe une pierre volumineuse. Ce sont là des cas assurément très rares, mais qu'il faut connaître.

§ 2. — *Les calculeux doivent-ils être envoyés à Contrexeville ?*

Cette question a reçu les solutions les plus opposées, et jusqu'à présent on n'y a guère répondu que par un oui ou un non catégorique. Or, il est important que la lumière soit faite sur ce point et qu'on sache à quoi s'en tenir sur l'efficacité ou les méfaits de cette médication. Je suis de ceux qui la jugent très délicate à manier, souvent dangereuse, quelquefois utile; mais j'estime qu'on aurait tort de l'interdire de parti pris à tous les calculeux, car, prudemment employée, elle peut faire du bien à des malades qui refusent l'intervention chirurgicale; les exemples n'en sont pas nombreux, mais ils sont incontestables.

En somme je me place entre ceux qui la prônent et ceux qui la proscrivent, plus près cependant de ces derniers. J'ai été conduit à cette manière de voir par l'étude attentive des faits cités de part et d'autre, par la discussion des statistiques et par les résultats de mon observation personnelle sur des malades traités à Contrexeville ou dans les stations d'eaux similaires.

Les calculeux doivent-ils être envoyés à Contrexeville ? — C'est dans l'étude des indications thérapeutiques liées à l'affection calculeuse qu'on doit chercher la solution du problème.

Etant donné un malade qui présente des signes de calcul vésical, accompagnés de cystite chronique, le médecin doit se proposer les fins suivantes :

1° Fixer son diagnostic.

2° Faire disparaître le calcul dont il a reconnu l'existence.

3° Guérir la cystite.

4° Prévenir la récidive.

La médication de Contrexeville peut-elle remplir ces indications ?

A. — *Peut-elle fixer le diagnostic ?* — Les premiers médecins de cette station, Bagard, Thouvenel, Mamelet, si confiants dans les propriétés lithontriptiques de l'eau du Pavillon, ne parlent pas de son emploi comme moyen de diagnostic. Leurs successeurs de ces trente dernières années ont au contraire insisté sur ce pouvoir révélateur. L'origine de cette dernière opinion remonte à un passage de l'ouvrage de Civiale, dans lequel cet auteur dit que chez des graveleux à vessie hypertrophiée et très contractile, une pierre ignorée peut donner lieu à un ténesme insupportable et faire réclamer par le malade lui-même l'intervention chirurgicale : « Les eaux de Contrexeville possèdent « la propriété d'exciter fortement la contractilité « de l'appareil urinaire et cette propriété les « rend utiles pour déterminer l'expulsion des « gros graviers en même temps qu'elle conduit « à un diagnostic plus certain de la pierre « vésicale, question qui a plus de portée qu'on « ne pense ».

Quelques restrictions qu'on puisse découvrir dans les lignes qui précèdent ou suivent cette phrase, il est certain que Civiale assignait un rôle à la cure de Contrexeville dans le diagnostic de la pierre et qu'il n'était pas éloigné de l'employer dans ce but.

Après lui on a été bien plus affirmatif: « Le « moindre calcul, dit M. Mallez, le plus petit, « corps étranger dans la vessie, ignoré du « malade avant l'ingestion de l'eau de Con- « trexeville, se révèle aussitôt après quelques « jours de traitement hydro-minéral. C'est une « présomption d'affection calculeuse qui équi- « vaut presque à une certitude, que l'augmen- « tation ou l'apparition de douleurs vésicales « par le fait de l'eau de Contrexeville ».

Philips, autre autorité en matière d'affection

calculeuse, signale le pouvoir révélateur de la
cure hydro-minérale et conseille de l'utiliser :
« Les eaux de Contrexeville ont encore le grand
« avantage de signaler la présence de petits
« fragments de pierre que les instruments
« n'avaient pas pu trouver après la lithotritie ;
« les eaux, en provoquant les contractions de
« la vessie, rendent à cet organe une puissance
« diminuée ou perdue, et par ces contractions
« apportent ces fragments inconnus jusque sur
« le col vésical ».

Parmi les successeurs de Bagard, nous citons les deux qui se sont le plus hautement
prononcés en faveur de l'emploi des eaux dans
les cas douteux. Voici ce que disait le Dr Baud. (1)
« L'eau de Contrexeville mérite d'occuper une
« place d'élite parmi les moyens propres à
« déceler l'existence de la pierre, et à faire
« reconnaître l'urgence de la lithotritie.... J'en
« suis venu à regarder la présomption de la
« pierre vésicale comme une indication et non
« comme une contre-indication de l'emploi de
« nos eaux, à la condition que la vessie ne soit
« pas compromise par de trop graves lésions
« organiques ».

Pour le Dr Debout d'Estrées (2) « il est aujour-

(1) Baud. — *Contrexeville*, 1875.
(2) Debout. — *Guide médical*.

« d'hui bien acquis que Contrexeville est le
« criterium de la pierre dans les cas douteux....
« Lorsqu'un calcul volumineux, ignoré jusque-
« là, se trouve dans la vessie d'un buveur, l'eau
« en le débarrassant de cet enduit muqueux
« qui le recouvre plus ou moins, démasque
« nettement sa présence par l'initation que dé-
« terminent au col de la vessie les efforts d'ex-
« pulsion ».

Dans ce concert d'opinions favorables à l'envoi
des calculeux présumés à Contrexeville une
première protestation s'est élevée en 1876 devant
la Société de médecine de Paris. Elle venait de
mon confrère et ami le Dr Bouloumié (de Vittel),
qui s'exprimait ainsi: « Un mot avant de quitter
« le sujet de la pierre, sur la prétendue utilité
« des eaux de Contreville et de Vittel comme
« moyen de diagnostic de la pierre. On a dit
« et on répète tous les jours qu'un excellent
« moyen de rendre évidente la présence d'une
« pierre vésicale consiste à envoyer son malade
« à l'une de ces stations et à lui faire boire à
« outrance leurs eaux diurétiques. C'est là un
« très mauvais moyen, très souvent infidèle, et
« le plus souvent dangereux quand il n'est pas
« infidèle ».

Dans la discussion qui suivit cette commu-
nication MM. Mercier et Reliquet se rangèrent

du côté de M. Bouloumié et lorsque la question fut évoquée devant la Société de chirurgie son opinion rencontra de nombreuses adhésions; « l'action manifestante locale qu'on demande « à l'eau ne se produit pas toujours, disait « notre confrère, et lorsqu'elle se produit c'est « le plus souvent avec une exagération pleine « de dangers ».

Quelques années plus tard, en 1883, le Dr Brongniart (1) est venu protester à son tour; son travail basé sur l'observation de 64 cas, le conduisait, entre autres conclusions, à la suivante :

« Jamais le traitement hydro-minéral de Con- « trexeville ne devra être ordonné dans le but « de diagnostiquer une pierre douteuse, et cela « pour deux raisons :

« 1° *Le moyen est infidèle.* — Si les malades « ont les reins en bon état, ils pourront sup- « porter la cure minérale sans qu'aucun inci- « dent vienne révéler la présence de la pierre.

« 2° *Le moyen peut être dangereux.* — Si les « malades ont les reins impressionnables, ils « supporteront mal la cure minérale, l'excitation « qui se produira du côté des organes urinaires « révélera bien l'existence de la pierre, mais

---

(1) Brongniart. — *De l'eau de Contrexeville chez les calculeux.* O. Doin, Paris 1883.

« elle dégénérera facilement en cystite et en
« néphrite qui compromettront le résultat des
« opérations pratiquées après cette cure par les
« chirurgiens les plus habiles ».

Cette protestation est peut-être allée un peu
au-delà de la vérité en ce sens qu'elle sem-
blait vouloir interdire l'accès de Contrexeville
à *tous les calculeux, et dans tous les cas;*
mais elle était nécessaire car trop de malades
à qui il eût été facile de faire accepter une
exploration complète et une opération radicale
venaient chaque année perdre leur temps à
Contrexeville, heureux quand ils n'en revenaient
pas avec une aggravation de leurs souffrances
et des chances moins favorables pour l'opération.

Après cette rapide revue des opinions émises
de part et d'autre, quelle réponse ferons-nous
à la question posée plus haut: La médication
de Contrexeville doit-elle être employée au
diagnostic de la pierre ! Nous répondons néga-
tivement parceque nous estimons que ce moyen
n'est ni fidèle ni inoffensif.

Il est infidèle; les chiffres de M. Brongniart
sont à cet égard des plus instructifs: chez
vingt-deux malades ayant une ou plusieurs
pierres dans la vessie, l'eau minérale a été
bien supportée et n'a servi en rien à diagnos-

tiquer la pierre. (Ces vingt-deux malades avaient
les reins en bon état).

Ces résultats contredisent absolument cette
assertion de M. Baud à savoir que « lorsque
« les symptômes observés et même une explo-
« ration insuffisante ont fait faussement diag-
« nostiquer l'existence d'un calcul vésical, de
« ce fait seul que la cure a pu être poursui-
« vie sans rien produire de semblable, on peut
« conclure avec certitude que la pierre n'existe
« pas. »

Est-il au moins inoffensif ? Il s'en faut de
beaucoup: l'exagération de la contractilité vésicale peut être poussée au point de blesser la
muqueuse en la comprimant contre la pierre;
et pour peu que les reins soient malades la
répétition de ce traumatisme retentira sur eux
d'une façon néfaste.

Brongniart a réuni huit cas dans lesquels le
traitement hydro-minéral ayant été mal sup-
porté a amené la découverte de la pierre laquelle
a été enlevée au retour par la lithotritie ou
la taille. Les huit opérations ont été suivies
de mort rapide.

Il y a lieu de remarquer que chez ces huit
malades les reins étaient altérés, que quatre
d'entre eux ont conduit eux-mêmes leur traitement hydro-minéral en se passant de toute

direction médicale, et que le retentissement de l'irritation vésicale sur les reins a pu se continuer chez ces malades jusqu'au moment où la douleur les a forcés à interrompre leur cure et à recourir aux conseils d'un médecin.

Ces considérations atténuent un peu la funèbre éloquence de ces chiffres: 8 cures hydrominérales supportées; 8 opérations entreprises au retour; 8 morts; mais la statistique de notre confrère n'en conserve pas moins une signification très sérieuse. L'ensemble de son travail établit d'une façon incontestable que la fixation du diagnostic est tout à fait aléatoire, et que dans les cas où on l'obtient c'est au prix d'accidents dont on ne peut pas calculer d'avance la gravité et qu'on n'est pas toujours certain de pouvoir enrayer. Aussi nous adoptons entièrement sa conclusion et nous disons avec lui:

« Jamais le traitement hydro-minéral de « Contrexeville ne devra être ordonné dans le « but de diagnostiquer une pierre douteuse, « ce moyen étant infidèle et pouvant devenir « dangereux. »

B. — *La cure hydro-minérale peut-elle débarrasser le malade de son calcul ?* — Sur ce point les premiers médecins qui ont manié la médication de Contrexeville ont été trèsaffirmatifs, et leurs écrits ont contribué à entretenir l'illusion. « Nous osons avancer, disait « Bagard en 1760, que ces eaux sont souve- « rainement efficaces contre les pierres qu'elles « détachent et font sortir de la vessie quand « elles ne sont que d'une grosseur médiocre. « Elles ont la propriété de dissoudre en frag- « ments celles qui sont plus grosses et d'une « nature plâtreuse. »

Quelques années plus tard, à la suite d'expériences nombreuses faites *in vitro* « sur la solubilité des pierres animales » *(sic)* dans l'eau de Contrexeville, Thouvenel proclamait les propriétés dissolvantes de cette eau vis-à-vis des calculs de la vessie. Mamelet, qui a exercé près la source du Pavillon pendant la première moitié de ce siècle, avait également une foi profonde dans ses propriétés expulsives et lithontriptiques.

En face d'assertions aussi catégoriques émises par des hommes dont la compétence et l'honnêteté scientifique n'ont jamais été contestées, nous ferons simplement observer avec M. Brongniart que les mêmes faits se passent de nos jours, mais que nous appelons *gravier* ce que nos anciens appelaient *pierre*, et que nous limitons aux seules pierres phosphatiques l'action dissociante *et non dissolvante* de l'eau.

Vis-à-vis d'un *calcul* uratique ou oxalique la cure hydro-minérale ne peut rien pour l'expulser, ou le dissocier; ce genre de concrétion est absolument réfractaire. Il en sera de même vis-à-vis des pierres phosphatiques anciennes, et la dissociation, qui fait dire aux malades qu'ils « pissent leur pierre en bouillie » ne s'observe que dans les cas de pierres récentes, phosphato-magnésiennes, formées par voie de précipité dans des urines alcalines.

Quant à la *fragmentation spontanée*, autour de laquelle on a mené si grand bruit, qui a fait naître tant d'illusions et concevoir de si belles espérances, elle se réduit en somme à bien peu de chose. Parmi les cas peu nombreux qu'on en a observés, les uns se sont passés en dehors de toute intervention hydro-minérale, et dans les autres l'effet de cette intervention n'est rien moins qu'établi.

En résumé la dissolution des calculs est une illusion; la fragmentation spontanée est une curiosité dont le mécanisme est encore inexpliqué; la dissociation ne peut être obtenue que vis-à-vis de certaines pierres et dans des conditions presque exceptionnelles. Le traitement de la pierre reste exclusivement chirurgical, et la médication de Contrexeville ne saurait en aucune façon remplacer l'action des instruments.

Elle n'est donc ni une question de diagnostic ni un moyen de traitement.

Ici se présente une question subsidiaire dont l'importance est grande, celle de *l'utilité de la cure hydro-minérale comme moyen préparatoire à l'action chirurgicale.*

Cette utilité a été affirmée, notamment par M. Baud: « Nous rappellerons avec quelle « opportunité l'eau de Contrexeville se recom-« mande comme traitement préparatoire, comme « moyen de disposer l'organe uréthro-vésical « à supporter impunément les épreuves de la « manœuvre instrumentale de la lithrotritie. » (1)

M. Brongniart a protesté avec raison contre cette application de l'eau du Pavillon. Sa part est assez belle dans le traitement de l'affection calculeuse, son emploi assez souvent indiqué comme modificateur post-opératoire des lésions vésicales et comme moyen préventif contre la récidive, pour qu'on ne cherche pas à grossir la liste de ses indications. Le simple bon sens suffit d'ailleurs pour faire comprendre que, sans même parler de la fatigue du voyage, la cystite qui constitue la pierre d'achop-

---

(1) Baud, ouv. cit.

pement pour l'innocuité des manœuvres opératoires, ne saurait bénéficier d'une cure hydro-
minérale: s'il est un effet incontesté de l'eau
du Pavillon, c'est l'augmentation de la contractilité vésicale, par conséquent l'application
plus étroite de la muqueuse enflammée sur
les aspérités du calcul; et on ne peut vrai-
ment pas attendre de la répétition incessante
de ce traumatisme une modification avanta-
geuse de la cystite. La cause de celle-ci c'est
la pierre; c'est donc à la pierre qu'il faut
s'attaquer; c'est elle qu'il faut faire disparaître
et alors, mais alors seulement, le traitement
hydro-minéral interviendra pour réparer à la
fois ses méfaits et ceux, inévitables, de la manœuvre opératoire.

Ne craignons pas de le dire bien haut: l'action préparatoire à l'opération est une illusion,
et, qui plus est, une illusion dangereuse. En
présence d'un calculeux avéré, tâchez de le
décider à subir une intervention radicale: s'il
s'y refuse et veut absolument essayer de la
cure hydro-minérale, n'y donnez votre consentement qu'après avoir constaté l'intégrité des
reins. Laissez faire ce que vous ne pouvez pas
empêcher, faites votre possible pour garantir
votre imprudent malade contre les dangers de
l'essai qu'il veut tenter; mais soyez persuadé

qu'il n'y a rien à en attendre de bon pour les suites opératoires et que c'est pour le moins une perte de temps.

C. — TROISIÈME INDICATION. — *Guérison du catarrhe vésical occasionné par la présence de la pierre ou déterminé par les manœuvres instrumentales.*

Ici la médication hydro-minérale est souveraine: son action curative que nous analyserons dans le chapitre suivant: *(Du catarrhe vésical)* est consacrée par l'expérience et par l'avis unanime du corps médical.

D. — QUATRIÈME INDICATION. — *Prévenir la récidive de l'affection calculeuse.* — Une fois le calcul enlevé, le malade redevient un simple graveleux, un candidat à la pierre, primitive ou secondaire, diathésique ou symptomatique; la médication de Contrexeville lui offre alors le moyen: soit de combattre sa disposition diathésique; soit, en guérissant son affection des voies urinaires, et en rendant à l'urine son acidité normale, d'empêcher la formation des sédiments phosphatiques, noyaux des pierres futures.

En résumé:

1º La médication de Contrexeville constitue un moyen de diagnostic infidèle et dangereux vis-à-vis d'une pierre douteuse.

2ª Elle est impuissante pour débarrasser les malades de leurs calculs.

3º Elle est souveraine 1º pour guérir le catarrhe vésical occasionné par la pierre et les manœuvres opératoires; 2º pour prévenir la récidive.

Le médecin consulté par un calculeux présumé ou avéré, sur l'opportunité d'une cure hydro-minérale trouvera dans ces conclusions les éléments de sa réponse.

Vis-à-vis d'un calculeux reconnu, son devoir est de l'engager à accepter le plus tôt possible une intervention radicale (taille ou lithotritie) sans passer par la cure soi-disant préparatoire.

Vis-à-vis d'une pierre supposée, il fera tout son possible pour convaincre son malade de la nécessité du catheterisme, et s'il n'y parvient pas, du moins il ne conseillera pas l'emploi des eaux pour fixer le diagnostic.

Mais cette ligne de conduite n'embrasse pas tous les cas qu'on peut rencontrer dans la pratique. Il est en effet des malades qui, présentant certains symptômes de pierre, refusent absoment le catheterisme et veulent aller aux eaux sur la foi de leurs qualités fondantes et expulsives, et dans l'espoir qu'elles leur feront « pisser leur pierre en bouillie. » Le médecin devra-t-il repousser ce projet sans examen? Ce n'est pas notre avis. Soucieux avant tout de ne pas laisser son malade aggraver sa situation, il s'assurera avec le plus grand soin de l'état des reins, de celui de la vessie, et son consentement sera étroitement subordonné aux résultats de cet examen. La composition du calcul supposé, l'ancienneté des symptômes, l'état des urines, seront également l'objet d'un examen attentif. Si les reins sont sains, les lésions vésicales peu avancées, les symptômes de date récente, si la pierre présumée parait être phosphatique, le consentement ne saurait être refusé, et cela pour plusieurs raisons :

1º Parce que s'il n'y a pas de pierre l'amélioration est à peu près certaine, sous condition d'un traitement prudemment conduit.

2º Parce que s'il en existe une, de nature phosphato-magnésienne et de formation récente les contractions vésicales pourront la dissocier et la faire pisser sous forme de bouillie plâtreuse.

3º Parce que chez un malade bien surveillé, dont les reins sont sains et la vessie pas trop compromise, l'irritabilité de ce dernier organe, si elle vient à se produire, pourra être facilement enrayée.

4º Enfin parce qu'il peut arriver que le malade continuant à souffrir et déçu dans ses espérances, finisse par consentir à l'exploration intrà-vésicale qui fixera le diagnostic sans qu'un danger sérieux ait été couru.

L'éventualité de ce dernier résultat ne doit jamais peser sur la détermination du médecin; mais on ne doit pas en faire abstraction car certains malades considèrent l'usage des eaux comme leur dernière carte à jouer avant de se résigner à l'exploration instrumentale; et quand cette dernière chance de soulagement a été courue en vain, ils se soumettent.

Un autre cas peut se présenter: celui de calculeux avérés, reconnus comme tels par le catheterisme, qui refusent absolument toute opération radicale et qui manifestent le désir d'aller demander aux eaux l'allègement de leurs souffrances.

Ceux-là encore on pourra les y laisser aller, si leurs reins sont en bon état et leur santé générale satisfaisante. Les faits sont plus forts que les raisonnements les mieux déduits, et ils montrent que la cure hydro - minérale peut contre toute apparence procurer du soulagement; mais ce sont à vrai dire des faits exceptionnels.

Le travail de M. Brongniart contient un exemple remarquable de la tolérance relative de certaines vessies pour des pierres volumineuses et du soulagement obtenu périodiquement pendant de longues années grâce à l'usage des eaux. C'est l'observation empruntée à la pratique du Dr Aymé, d'un vieillard de 86 ans, notoirement atteint d'une pierre volumineuse constatée par la sonde depuis six ans, et qui venait chaque année chercher à Contrexeville un soulagement qui ne lui manquait d'ailleurs jamais. Son traitement, très anodin, consistait en cinq demi-verres d'eau et un grand bain journalier de cinquante minutes.

J'ai soigné autrefois à Toulouse un vieil officier en retraite, calculeux avéré que j'ai sondé plusieurs fois; il allait depuis dix ans à Aulus; il y trouvait chaque année un soulagement suffisant pour lui rendre la vie tout à fait supportable, et on aurait été mal venu à lui proposer une intervention chirurgicale.

J'ai tâché d'exposer dans les pages précédentes les différents cas où le médecin peut se trouver vis-à-vis d'un calculeux présumé ou avéré, alors qu'il s'agit de décider sur l'opportunité d'une saison hydro-minérale: les conclusions auxquelles je suis arrivé se rapprochent beaucoup de celles de Brongniart en ce sens qu'elles condamnent l'emploi de l'eau comme moyen de diagnostic et comme préparation à l'action instrumentale, tandis qu'elles la préconisent comme médication post-opératoire à la fois réparatrice et préventive. Mais je n'étends pas comme lui à tous les calculeux sans exception l'interdiction du traitement hydro-minéral: je crois en effet que le médecin ne doit pas bouder devant la mauvaise volonté, le défaut d'intelligence ou les idées préconçues de son malade, qu'il ne doit pas se retrancher derrière un solennel « Tout ou Rien. » Sans doute il serait préférable que tout malade présentant des signes de calcul vésical acceptât le catheterisme, qu'une fois la pierre reconnue, il consentît à une opération radicale et qu'il allât ensuite aux eaux ; mais cette soumission complète aux conseils de la science ne ne se rencontre pas toujours. Or, nous avons vu que parmi les réfractaires, il en est qui peuvent bénéficier des eaux prises avec précautions.

A ces malades on ne permettra que la boisson et les grands bains. Les douches de toute nature, générales, hypogastriques, périnéales, seront proscrites à cause de l'ébranlement qu'elles pourraient communiquer au calcul. Les bains de siège seront presque toujours contre-indiqués à cause de leur action facilement congestive sur les organes du bassin.

La boisson elle-même sera prescrite avec beaucoup de modération : on procédera par

demi et même par quarts de verre, en sur-
veillant de près la fréquence des mictions, les
modifications imprimées au jet, les caractères
de l'urine. Les malades de cette catégorie
doivent être l'objet d'une surveillance journalière, et on doit être prêt à interrompre le traitement à la moindre alerte.

Si les envies d'uriner deviennent plus pres-
santes, avec épreintes au col, contractions
pénibles du globe vésical, irradiations vers le
rectum, surtout s'il s'y joint des maux de reins
et de la fièvre, on suspendra aussitôt la boisson,
on prescrira des grands bains tièdes, des
tisanes émollientes, des suppositoires calmants,
et surtout le séjour au lit.

On agira de même à la moindre apparition de
sang dans les urines. Chez ces malades on sera
quelquefois obligé, au moins pendant les premiers jours du traitement, de faire prendre la
boisson au lit le matin afin de tâter la susceptibilité de la vessie. En tout cas l'exercice sera
très modéré.

Quant au régime alimentaire, on en excluera
rigoureusement les mets épicés, les alcools de
toute nature et d'une façon générale tout ce qui
peut congestionner les reins.

Des accidents du genre de ceux que je viens
de décrire constitueront une invitation formelle

à faire cesser de suite le traitement et à user de tous les moyens de persuasion pour décider le malade à une opération radicale, laquelle ne sera cependant entreprise qu'après un délai suffisant pour laisser le calme se faire dans les organes urinaires.

ARTICLE IV. — **Catarrhe vésical et maladies de la Prostate.**

---

§ 1. — *Considérations générales.*

« La guérison du catarrhe vésical, dit le « Dr Baud, est une des traditions les plus « anciennes de Contrexeville, et l'un de ses mé « rites les moins contestables. » L'eau du Pavillon a certainement une action élective sur la muqueuse des voies urinaires, indépendamment de celle qu'elle exerce sur la contractilité des fibres musculaires. Cette action modificatrice de la muqueuse enflammée était attribuée par nos illustres prédécesseurs, Bagard et Thouvenel, à la présence dans l'eau d'une matière bitumineuse dont les analyses modernes ne font plus mention ou qu'elles confondent peut-être sous la rubrique « *matières organiques.* » Quoi qu'il en soit de la cause véritable les effets sont incontestables et ils se renouvellent dans une proportion qui augmente chaque année.

Le catarrhe vésical ou cystite chronique succède rarement à une cystite aiguë : presque toujours il s'établit d'emblée sous sa forme spéciale. Ces causes sont de plusieurs ordres : Parmi celles d'un caractère général, nous citerons la vieillesse, les influences climatériques, la sedentarité, les excès de table, les états diathésiques, les métastases; comme causes locales, toutes les affections de la vessie, de ses dépendances (urèthre-prostate) ou de son voisinage, affections chroniques du rectum, du vagin ou de la matrice, déplacements de ce dernier organe. Les cas de catarrhe vésical dû à la compression par le col ou le corps de l'utérus, ne sont pas rares; et il arrive encore trop souvent que le catarrhe survit à la remise en place de l'organe déplacé. Dans ces circonstances la cure de Contrexeville rend de grands services.

La cystite chronique se développe souvent sans autre sollicitation que les influences professionnelles, notamment les longues stations assises ou à cheval qui congestionnent le bassin et poussent à l'oubli des besoins urinaires. C'est ainsi qu'on l'observe chez les magistrats, chez les prêtres, chez les officiers de cavalerie.

Cette maladie se traduit par des modifications dans l'aspect et la composition des urines, par des troubles fonctionnels et par des sensations pénibles ou douloureuses. On peut observer tous les degrés depuis les urines simplement muqueuses jusqu'aux urines glaireuses et purulentes : depuis l'émission un peu plus fréquente que d'habitude, seulement pénible au commencement et à la fin, jusqu'à ces états misérables, souvent compliqués de lésions rénales, dans lesquels le malade pris à chaque instant du besoin d'uriner, rend au prix d'efforts épuisants et horriblement douloureux une urine boueuse, fétide, mêlée de pus, de sang, de glaires visqueuses.

Les aspects de cette maladie sont très variés selon que la contractilité vésicale est amoindrie ou augmentée : aussi doit-on distinguer au point de vue des symptômes comme à celui du traitement le catarrhe avec atonie vésicale d'avec celui qui s'accompagne d'exagération de la contractilité de cet organe.

Appropriation de l'eau de Contrexeville au traitemeut du catarrhe vésical. — Les médecins qui se sont spécialement occupés des maladies des voies urinaires sont d'accord avec ceux qui ont exercé à Contrexeville pour classer le catarrhe vésical au premier rang des maladies justiciables de son eau. Nous avons cité l'avis de Bagard et de Thouvenel, les deux fondateurs de la clinique de notre station. L'appréciation de Civiale n'est pas moins favorable.

Plus près de nous, la même note se retrouve dans les traités de pathologie et dans les ouvrages de clinique locale. MM. Baud, Legrand du Saulle, Caillat, le Cler, Millet (de Tours), Debout, etc., ont rapporté de nombreux cas de guérison empruntés à leur pratique. Rotureau cite son propre exemple; d'après lui il est rare que les eaux n'arrivent pas à déterminer une guérison complète. La reconnaissance a dicté au Dr Coïon (de Suippes) une appréciation analogue. En résumé l'appropriation de l'eau de Contrexeville au traitement du catarrhe vésical a pour elle l'opinion des auteurs les plus considérables; médecins et malades l'ont proclamée et la proclament encore tous les jours. Je ne songe pas à faire entendre dans ce concert approbatif une note discordante mais je tiens cependant à faire remarquer que la sûreté et la rapidité d'action diffèrent sensiblement selon que le catarrhe s'accompagne ou non d'hypertrophie prostatique.

Cette distinction n'a pas été suffisamment faite dans les ouvrages écrits sur Contrexeville; or elle est importante car elle évitera aux médecins et aux malades des mécomptes désagréables.

Si on peut faire entrevoir une prompte guérison aux malades atteints de catarrhe simple et chez lesquels le col vésical a sa perméabilité normale, vis-à-vis des prostatiques on doit être plus réservé et promettre seulement une amélioration, qu'on obtiendra à peu près sûrement mais dont la recherche devra être entourée de certaines précautions. Chez ces malades il peut se faire en effet sous diverses influences (de voisinage — climatériques — ou autres), des congestions subites des plexus prostatiques, et le col de la vessie se trouve fermé au moment même où la contractilité musculaire de cet organe est augmentée. Le professeur Guyon a signalé cet écueil de la médication hydro-minérale, dont il est peu partisan chez les prostatiques. « Sans vouloir médire des stimulants de la « contractilité vésicale, nous devons à la vérité « de déclarer que nous n'avons jamais rien « observé qui nous autorise à croire à ces ver- « tus thérapeutiques des médicaments, des eaux « etc., dans le traitement de la convalescence « des rétentions. Une saison d'eaux peut même

« être l'occasion d'un rappel de la rétention ou
« l'aider à se manifester pour la première fois.
« Ce n'est donc qu'avec la plus grande circons-
« pection que vous devrez conseiller aux pros-
« tatiques le traitement hydro-minéral, et en
« toute circonstance il demande à être très-
« prudemment manié. » (1).

Sauf quelques exceptions impossibles à prévoir on peut dire que le traitement hydro-
minéral de Contrexeville est indiqué contre le
catarrhe vésical lorsqu'il n'est accompagné ni
de sérieuses lésions rénales, ni de rétrécissement organique de l'urèthre diminuant notablement le calibre de ce canal, ni de corps
étrangers de la vessie. Dans le premier cas,
l'usage des eaux est contre-indiqué d'une façon
absolue ; dans les deux autres il doit être ren-
voyé après l'intervention chirurgicale.

En ce qui concerne la diminution du calibre
uréthral il faut distinguer les cas légers dans
lesquels le rétrécissement est dilatable de ceux
où il n'est plus justiciable que de l'uréthrotomie.
C'est dans ces derniers cas seulement qu'il faut
renvoyer l'usage des eaux après l'intervention
chirurgicale ; dans les autres, c'est-à-dire dans

---

(1) Guyon. — *Leçons cliniques sur les maladies des voies
urinaires*, 2 f. 50. — Paris, 1885.

tous ceux où le rétrécissement peut être facilement dilaté par les bougies avec persistance de la dilatation obtenue dans l'intervalle d'une séance à l'autre, la cure hydro-minérale peut être instituée conjointement avec le passage des bougies dilatatrices en gomme ou en étain. (Nous préférons de beaucoup ces dernières). Il va sans dire que les malades atteints de cartarrhe vésical avec rétrécissement dilatable mais très étroit, ne devront être admis à l'usage de l'eau du Pavillon que lorsque l'urèthre aura retrouvé une partie appréciable de son calibre normal et admettra facilement au moins le numéro 10 de la filière Charrière.

En l'absence de ces contre-indications on peut hardiment conseiller le départ pour les eaux, même aux malades les plus sérieusement atteints. On a obtenu ici en effet des améliorations véritablement inespérées : Legrand du Saulle (1), et après lui M. Debout (2) en ont cité des exemples qui sont bien faits pour inspirer la confiance.

Mais avant d'instituer le traitement on devra s'assurer de l'état de la prostate. On ne se laissera pas arrêter par cette hypertrophie totale,

---

(1) Ouvrage cité.
(2) Ouvrage cité.

pour ainsi dire physiologique, qui résulte des progrès de l'âge et qu'on rencontre plus ou moins chez tous les sujets à partir de soixante ans. La seule lésion qui mérite d'attirer l'attention, c'est l'hypertrophie pathologique, celle qui se fait surtout dans la partie antérieure de l'organe, vers l'urèthre, et qui est la conséquence de congestions inflammatoires répétées, analogues, selon la comparaison judicieuse du professeur Guyon, à celles qui se font dans les amygdales. Cette hypertrophie-là ne sera pas toujours intégralement constatée par le toucher rectal ; mais à défaut de l'exploration du canal, toujours délicate chez les cysto-catarrheux et qu'ils refuseront souvent, on peut être renseigné assez exactement en observant la façon dont se fait l'émission des urines : l'hésitation, la lenteur dans la formation du jet qui se dessine à peine, la nécessité d'efforts considérables pour amener quelques gouttes qui sortent en bavant, la fréquence des besoins nocturnes ; ce sont là des signes qui trompent rarement.

La constatation d'une hypertrophie simplement inflammatoire, ni tuberculeuse, ni néoplasique, n'est pas, tant s'en faut, une contre-indication à l'usage des eaux puisqu'elle est modifiable elle-même : mais elle est un renseignement d'une importance capitale pour le pronostic et pour la direction du traitement.

Si je ne cite pas comme contre-indiquant l'emploi de l'eau le degré trop avancé des lésions vésicales, c'est que dans ce cas il y a presque inévitablement coexistence de lésions rénales qui constituent elles-mêmes la plus formelle des contre-indications.

Je me contenterai de signaler l'importance d'un diagnostic exact entre l'hypertrophie prostatique simple, inflammatoire ou calculeuse et les tumeurs du col de la vessie (fongus, tubercules, etc).

§ 2. — *Traitement hydro-minéral.*

Il consistera en boisson, bains généraux, bains locaux et douches locales. Deux cas sont à distingner selon qu'il y a ou non hypertrophie de la prostate.

A. — *Catarrhe sans hypertrophie prostatique notable. — Boisson.* — Comme la tolérance peut être bien différente selon le degré d'atonie de la vessie, il est toujours prudent de tâter la susceptibilité du sujet et de commencer par de faibles doses (quelques demi-verres). Si elles sont bien tolérées on augmentera progressivement de façon à atteindre le chiffre de six à huit grands verres au milieu de la cure.

Mais hâtons-nous de dire que la tolérance poussée à ce point est loin d'être la règle : dans le plus grand nombre des cas il n'y aura pas lieu de dépasser quatre ou cinq verres, dose suffisante d'ailleurs pour obtenir des effets curatifs. L'effet purgatif sera recherché et favorisé si c'est nécessaire par l'adjonction de l'eau de la « Souveraine ».

Si le retour de la contractilité vésicale s'accompagne de douleurs à l'hypogastre, dans les bourses, au périnée, comme cela arrive quelquefois au début, on y remédiera en prescrivant quelques grands bains tièdes.

B. — *Il existe une hypertrophie prostatique notable.* — La boisson sera conduite avec prudence : on commencera par des demi-verres mais on tâchera en même temps d'obtenir l'effet laxatif, en s'adressant pour cela à la source « Souveraine » ou aux eaux purgatives naturelles.

L'usage externe est particulièrement indiqué : on utilisera selon le cas les bains de siège frais à eau courante, les douches périnéales, les douches ascendantes, sans perdre de vue que le maniement de la médication hydro-minérale est ici très délicat et qu'il nécessite une surveillance journalière.

A défaut de la guérison qu'on obtiendra bien rarement en une saison on a le droit de compter sur une notable amélioration, mais le médecin ne doit pas perdre de vue la possibilité des congestions prostatiques, et il doit être prêt à les combattre au premier indice, de même qu'il doit suivre de très près les progrès de la contractilité vésicale afin de la maintenir dans des bornes appropriées au degré de perméabilité du col. Les doses de boisson devront par conséquent être augmentées ou diminuées selon que les besoins d'uriner seront plus ou moins fréquents, plus ou moins impérieux, l'émission plus ou moins pénible, les sensations douloureuses dans la sphère génito-urinaire plus ou moins accentuées.

S'il existe des menaces de congestion prostatique on trouvera déjà dans les différentes combinaisons de la balnéation de précieuses ressources pour la prévenir et la combattre. Je me borne à ces quelques indications pour ne pas empiéter sur le terrain de la thérapeutique générale.

Les lavages de la vessie par un courant d'eau minérale ont été recommandés par quelques auteurs; j'ai exposé dans la deuxième partie de cet ouvrage les raisons pour lesquelles je ne suis pas partisan de ce moyen.

§ 3. — *Effets immédiats.*

L'efficacité de la médication se traduit au bout de quelques jours par trois faits qui frappent vivement l'attention des malades : l'éclaircissement des urines, la moindre fréquence des besoins, l'augmentation de la force du jet ; ce triple résultat se produit d'autant plus vite que l'effet laxatif est plus prononcé et que la boisson facilement tolérée a pu être rapidement portée à la dose d'au moins cinq ou six verres. Il arrive encore assez souvent que l'amélioration se fasse attendre, et qu'elle ne se montre que vers le dernier tiers de la cure, mais alors elle marche très rapidement comme si elle était dûe à une accumulation d'effet thérapeutique.

Les urines, qui étaient troubles, épaisses, quelquefois glaireuses, fortement odorantes, perdent en partie ces caractères : les envies d'uriner qui se renouvelaient quelquefois tous les quarts-d'heure, principalement la nuit, deviennent moins fréquentes et s'espacent au point de permettre le sommeil ; l'urine vient plus vite, au prix d'efforts moindres et le jet apparaît ou devient plus fort s'il n'avait pas tout à fait disparu.

Un fait qui échapperait au malade sans l'analyse, et dont la signification est grande, c'est le retour des urines alcalines ou neutres, à leur acidité normale ; c'est évidemment là un phénomène d'ordre vital, dû à l'action modificatrice de l'eau sur la muqueuse enflammée.

L'amélioration fait chaque jour des progrès et peut aboutir en une seule saison à une guérison complète, mais c'est l'exception, et les malades n'en demandent pas tant. Ils se contentent d'une amélioration que la pensée des souffrances antérieures leur fait trouver bien précieuse, et ils partent le cœur plein de reconnaissance et bien décidés à venir l'année suivante demander à la fontaine du Pavillon la confirmation de son action bienfaisante.

Effets consécutifs. — L'amélioration persiste toujours pendant un certain temps, ce qui n'arriverait pas si elle était dûe uniquement à la dilution des urines par l'eau minérale. Cette dilution cessant on devrait les voir reprendre aussitôt leur caractère catarrhal. Or l'amélioration se maintient ; c'est donc que le catarrhe a été atteint dans sa cause, c'est-à-dire que l'état pathologique de la muqueuse vésicale a été modifié.

Chez les cysto-catarrheux la *cure à domicile* est indiquée à plusieurs reprises dans l'intervalle de deux saisons. C'est dans cette affection qu'elle donne certainement les meilleurs résultats, car l'eau n'a pas besoin pour agir d'être prise en grande quantité et dès lors sa digestion ne nécessite pas l'exercice, souvent, difficile à prendre en hiver pour des malades particulièrement sensibles au froid et à l'humidité.

Du catarrhe vésical lié à l'affection calculeuse. — Cette affection mérite une mention particulière à cause des divergences d'opinion qu'a fait naître la question de son traitement hydro-minéral. On a trop souvent négligé de distinguer entre le catarrhe qui accompagne la pierre et le catarrhe post-opératoire : le premier ne *doit* pas être dirigé sur notre station et s'il s'y rencontre exceptionnellement c'est à la faveur de certaines conditions que j'ai exposées dans le chapitre III. Le catarrhe vésical que je vise en ce moment, c'est celui qui survit à l'enlèvement des calculs par la taille ou la lithotritie, celui qui résulte à la fois de leur présence prolongée et de l'offense instrumentale.

Contre cet état catarrhal d'origine doublement traumatique la médication de Contrexeville est absolument souveraine: elle présente le double avantage de chasser au dehors les derniers résidus des pierres lithotritiées et de cicatriser les lésions de la muqueuse. Aussi la voyons-nous recommandée instamment par les médecins qui se sont le plus élevés contre son emploi chez les calculeux. Ici l'accord est unanime. Quant aux détails du traitement, ils doivent s'adresser à l'élément catarrhal et par conséquent ils ont été exposés dans les pages précédentes.

§ 4. — *Maladies de la Prostate.*

Les maladies de la Prostate, justiciables de la médication de Contrexeville se rattachent toutes à l'engorgement hypertrophique. Sous l'influence de congestions répétées les plexus qui entourent la glande, et la glande elle-même deviennent le siège d'un engorgement chronique et d'un travail de prolifieration qui aboutit à la production de tissus fibro-cartilagineux.

Les causes sont générales ou locales, physiologiques comme la vieillesse, professionnelles comme la sedentarité, ou accidentelles et pathologiques, comme les diverses affections de la sphère génito-urinaire.

Dès que l'hypertrophie prostatique atteint un certain degré et surtout dès qu'elle devient permanente, elle s'accompagne de catarrhe vésical vis-à-vis duquel elle joue le rôle de cause ou d'effet, le plus souvent de l'un et de l'autre à la fois. Souvent consécutive à l'affection vésicale, elle la détermine quelquefois par la stagnation de l'urine et le surcroît de besogne qu'elle .impose à la tunique musculaire du réservoir.

Dans un premier ordre de faits on peut ranger l'*hypertrophie sénile*, simple, permanente, avec transformation fibreuse du tissu prostatique; le catarrhe vésical l'accompagne de bonne heure et lui seul est modifiable par le traitement hydro-minéral, lequel ne peut rien contre la dégénérescence de la glande.

Une seconde catégorie comprend les hypertrophies prostatiques de l'âge mûr, liées à une affection vésicale chronique, devenues chroniques elles-même à la suite de congestions répétées, entretenues et aggravées incessamment par l'affection qui leur a donné naissance et sur laquelle elles réagissent à leur tour. C'est de la *prostatite chronique* plutôt que de l'hypertrophie prostatique. Ici la répétition de l'action congestive, aidée souvent d'une disposition diathésique, provoque par endroits la transformation fibreuse de la glande et la rapproche de l'état sénile, tout en laissant la place prépondérante à l'élément inflammatoire.

Contre ces prostatites chroniques la médication de Contrexeville donne de bons résultats car elle agit directement sur la glande en y favorisant le travail de résorption dans les points où la transformation fibreuse n'est pas définitive; et elle exerce en outre une influence favorable sur l'affection vésicale qui entretenait l'état congestif. C'est avec les vieux catarrhes de la vessie, suite d'affection calculeuse ou de graves lésions uréthrales, qu'on rencontre surtout ces engorgements prostatiques accompagnés de dégénérescence partielle. Les détails du traitement hydro-minéral qu'ils réclament ont été exposés dans le chapitre précédent (v. page 65). J'y ajouterai seulement quelques mots pour faire observer que l'action curative ne s'affirme pas aussi vite vis-à-vis de l'engorgement prostatique que vis-à-vis du catarrhe vésical; le travail de décongestion et de résorption ne commence que tardivement, sous l'effet accumulé de la médication. Ce n'est généralement que dans la seconde moitié et souvent dans les derniers jours de la cure que le toucher rectal permet de constater une diminution de volume de la glande; mais une fois commencée la régression s'accentue assez vite et elle continue encore après la rentrée du malade dans ses foyers.

En troisième lieu vient une série de cas dans lesquels l'engorgement prostatique constitue l'affection principale, bien qu'accompagnée de lésions et de désordres fonctionnels des organes environnants. Ici c'est l'élément congestif qui domine, plus encore que l'état inflammatoire: le tissu de la glande n'a pas encore subi la transformation fibreuse, et les augmentations de volume qui se produisent de temps à autre sont de nature congestive. Cette disposition des plexus prostatiques et de la glande elle-même à l'engorgement s'observe dans l'âge mûr et dans l'adolescence; elle est sous la dépendance de causes multiples, générales ou locales, constitutionnelles ou traumatiques. On l'observe de préférence chez les goutteux, chez les sujets affligés d'hémorrhoïdes internes ou de rectite, à la suite d'expulsion répétée de sable et de graviers rugueux, comme conséquence d'uréthrites profondes à répétition etc.

Chez ces malades la prostate n'est pas toujours sensiblement augmentée de volume, mais elle est constamment en imminence d'hypertrophie congestive: son tissu est le siège d'une congestion chronique qui se révèle par un peu de gêne dans la miction, par une sensation habituelle de chaleur et de pesanteur en arrière des bourses et à l'anus. Sous l'influence d'une cause légère: refroidissement, écart de régime, excès vénérien, expulsion de graviers, la congestion s'exagère et on peut voir survenir des accidents aigus.

C'est chez ces candidats à l'hypertrophie aiguë de la prostate que la médication de Contrexeville est particulièrement indiquée. Sous l'action de son double emploi, interne et externe, les plexus se dégorgent, la circulation s'active, et si quelques points étaient déjà en voie de transformation fibreuse, il s'y fait un travail de résorption. L'effet thérapeutique s'annonce presque toujours par une légère excitation uréthro-vésicale, spasmodique plutôt qu'inflammatoire, qui nécessite certaines précautions au point de vue des doses de boisson. Dès que l'effet laxatif a pris son cours et que la diurèse est abondante, la pesanteur périanale diminue; il en est de même de la sensation si génante de chaleur au col de la vessie.

La clinique de Contrexeville est riche en exemples d'engorgements prostatiques notablement améliorés et même guéris en une saison. L'amélioration est la règle; et elle se maintient si les malades ont soin de réformer leur hygiène, presque toujours défectueuse.

L'affection calculeuse de la prostate se trouve également bien de la médication hydro-minérale: cette dernière aide à l'expulsion des calculs contenus dans les vacuoles; elle combat en même temps l'état congestif et facilite le travail de résorption.

Les hypertrophies de mauvaise nature dûes à une dégénérescence cancéreuse, ou à une infiltration tuberculeuse, ne doivent pas être dirigées sur Contrexeville. Les premières se reconnaissent facilement aux caractères et à la violence des douleurs; mais vis-à-vis des secondes il faut un examen attentif. Le diagnostic est toutefois facilité par les considérations tirées : de l'âge des sujets; de l'absence de toute affection vésicale, uréthrale, ou de voisinage, susceptible de retentir sur la glande pour en déterminer l'engorgement; de l'état des organes sujets aux manifestations tuberculeuses.

Traitement hydro-minéral. — Nous avons exposé plus haut le traitement de l'hypertrophie qui accompagne le catarrhe vésical; nous n'avons rien à y ajouter pour le rendre applicable aux autres affections pratiques.

ARTICLE V. — **Maladies du Foie.**

I. — LITHIASE BILIAIRE.

§ 1. — *Considérations générales.*

Il n'y a guère plus de vingt ans que les eaux bicarbonatées sodiques ont cessé, en France du moins, d'être considérées comme la seule médication hydro-minérale applicable à la lithiase biliaire. Ce n'est pas que notre pays fût dépourvu d'autres sources appropriées au traitement de cette affection, mais l'attention n'avait pas été suffisamment attirée sur elle; elles n'étaient connues que d'une faible partie du corps médical. Depuis vingt-cinq ans environ cette ignorance se dissipe un peu tous les jours et les eaux alcalines faibles, à base de chaux, voient venir à elles de nombreux malades qu'on aurait envoyés auparavant sans la moindre hésitation à Carlsbad, Vichy ou Vals. Les eaux de ces stations ne sauraient en effet réclamer comme étant de leur ressort tous les cas de calculs biliaires: leur efficacité est certainement très-grande et l'indication de leur emploi se rencontre souvent, mais le monopole qu'on leur accordait n'est pas justifié.

Là encore, comme pour la goutte, il y a lieu de distinguer entre la maladie et le malade, et de tenir le plus grand compte de l'état général de ce dernier.

La lithiase biliaire est beaucoup plus fréquente chez la femme que chez l'homme, dans la proportion de 3 pour 2, et même de 4 pour 1 (Cyr). Ses causes sont générales ou locales. L'École de Bazin en faisait une dépendance de l'arthritisme, et cette thèse a été soutenue avec beaucoup de talent par le docteur Senac (de Vichy). A un point de vue plus particulier, on sait que la question de l'origine goutteuse a longtemps partagé les pathologistes : Morgagni, Baglivi, et plus près de nous, Proust et Trousseau, ont insisté sur la coexistence fréquente de la lithiase biliaire et de la lithiase urinaire, et sur l'identité de nature entre ces deux maladies. Mais des autorités non moins considérables se sont élevées contre ce rapprochement et ont contesté toute dépendance de l'affection calculeuse du foie vis-à-vis de la diathèse urique. Cette manière de voir défendue en Allemagne par Frerichs, en France par Lecorché, est adoptée par l'immense majorité des praticiens.

L'excès d'acide urique dans le sang est absolument étranger à la formation des calculs biliaires et si dans la gravelle du foie comme dans celle des reins il se forme des concrétions aux dépens des liquides de l'économie, si la symptomatologie des deux maladies tient presque toute entière dans des phénomènes d'arrêt et d'obstruction, ce n'est pas une raison suffisante pour les ranger sous la même étiquette.

Il est incontestable que la goutte porte son action sur le foie et qu'il existe des états maladifs de cet organe de nature goutteuse, mais ils ne doivent pas être confondus avec les phénomènes d'engorgement qu'on observe chez les lithiasiques. La congestion goutteuse du foie à laquelle nous consacrons plus loin un paragraphe diffère par ses causes de la congestion lithiasique, et bien que toutes deux soient avantageusement modifiables par le même traitement hydro-minéral, elles diffèrent dans leur essence.

Les causes locales de la lithiase biliaire résident dans les conditions diverses, physiologiques et pathologiques, qui entravent le cours de la bile. Nous laisserons de côté les causes banales, communes aux deux sexes, telles que la situation de la vésicule biliaire, la vie sédentaire, le catarrhe des voies biliaires, pour arriver à celles qui sont spéciales à la femme. Ici on a incriminé avec raison l'abus du corset, mais surtout la grossesse et l'accouchement.

Ce dernier point a été étudié avec soin par notre distingué confrère de Vichy, le docteur Cyr dans un travail basé sur une observation personnelle de 51 cas; voici comment il explique la production des calculs pendant la gestation , et les coliques hépatiques qui suivent souvent de très près l'accouchement: « La compression de l'appareil biliaire et du « système Porte par l'utérus produit la stase « biliaire dans la vésicule et favorise par « celà même la production des calculs qui « s'engageront d'eux-mêmes dans le canal « cystique à la faveur de la déplétion brusque « qui suit l'accouchement. » Ce mécanisme est facile à comprendre et il joue certainement un grand rôle dans la production de la lithiase, mais il doit y avoir d'autres influences telles qu'une modification dans la composition de la bile, et une relation sympathique entre les deux appareils: biliaire et utérin. Comment expliquer en effet les cas assez nombreux de coliques hépatiques consécutives à des fausses couches de trois ou quatre mois, alors que la matrice n'a pas pris un volume suffisant pour exercer une compression sérieuse.

J'ai soigné l'an dernier une jeune femme qui a eu deux fois à trois ans de distance des crises de colique hépatique avec expulsion de calculs, à la suite de fausse couche, et, chose curieuse, elle avait eu, dix-huit mois avant la première atteinte, une grossesse régulière qui avait atteint son terme normal et n'avait été accompagnée pendant et après, d'aucun trouble hépatique.

L'existence de cette relation sympathique entre le foie et la matrice semble encore découler de ce fait qu'on rencontre fréquemment l'affection calculeuse du foie chez des femmes qui souffrent de métrite chronique.

Je sais bien qu'on peut invoquer dans ce cas l'influence de la vie sédentaire à laquelle cette classe de malades est condamnée; il y a cependant autre chose car à ce compte tous les gens qui ont perdu l'usage de leurs jambes seraient voués à la lithiase biliaire.

Par celà même que cette maladie s'observe de préférence chez la femme et qu'elle se déclare souvent à la suite de la grossesse, d'avortement ou de souffrances de l'appareil utérin, elle se complique de deux éléments qui sont une source d'indications thérapeutiques particulières : l'a-

némie et le *nervosisme*. Le médecin consulté par une jeune femme atteinte de calculs biliaires n'a presque jamais affaire à une seule affection ; il a à la fois en face de lui une calculeuse, une nerveuse et une chloro-anémique ; et pour le choix d'un traitement il devra tenir compte de cette trilogie pathologique. Vis-à-vis de l'*affection calculeuse*, les indications sont les suivantes :

1° Ramener à l'état normal la composition de la bile ;

2° Rétablir son cours ; faciliter sa circulation.

La première indication réclame l'usage des alcalins sous une forme très diluée. Pour remplir la seconde il faut agir à la fois sur l'intestin et sur les canaux biliaires, au moyen d'une légère action purgative renouvelée journellement pendant un certain temps.

Si on s'en tenait à ces deux indications, le choix serait limité aux eaux sodiques, bicarbonatées, chlorurées, sulfatées. Mais la malade n'est pas seulement calculeuse ; elle est encore anémique (presque toujours) et nerveuse, et à ce double titre on doit redouter pour elle l'action affaiblissante des alcalins, et rechercher au contraire des eaux toniques et reconstituantes.

Loin de nous la pensée de rééditer ici les accusations banales lancées contre la cure de

Vichy et de prendre en mains le compte-globules pour lui faire son procès. Je ne crois pas que la cachexie alcaline soit la résultante habituelle de la médication de Vichy; je crois au contraire que les phénomènes de dépression et d'hypoglobulie ne se présentent que dans un petit nombre de cas; mais si je ne crois pas à l'action toujours déprimante et anémiante de cette médication je ne saurais pourtant la considérer comme reconstituante et tonique, et je me garderai de la conseiller à des femmes anémiques et nerveuses en même temps que lithiasiques. C'est pour ces malades qu'il faut s'adresser à une autre branche de la médication alcaline et prescrire les eaux à minéralisation faible, calciques et ferrugineuses, toniques et calmantes, dont la source du Pavillon offre le type le plus complet.

Par son alcalinité legère tempérée encore par la présence du fer cette source répond aux trois indications dans lesquelles se résume le traitement des calculs biliaires:

1° Modification de la composition de la bile.

2° Accélération de son cours et rétablissement des fonctions intestinales.

3° Relèvement des forces et rétablissement de l'équilibre nerveux.

Les applications de l'eau de Contrexeville au

traitement des maladies du foie sont relativement récentes bien que Bagard eût signalé son efficacité dès 1759 : « Comme ces eaux contien-
« nent des parties ferrugineuses, un acide
« minéral et du savon, elles seront très utiles
« dans les cas d'épaississement de la bile et
« dans les obstructions du foie, avec d'autant
« plus de raison qu'elles ont une vertu purga-
« tive. » Le Dr Debout a présenté en 1878 à la Société d'hydrologie plusieurs observations qui établissaient d'une façon incontestable les droits de l'eau du Pavillon à revendiquer le traitement de certaines congestions du foie et particulièrement de celles qui sont liées à la présence de calculs.

Depuis cette époque et chaque année les occasions se multiplient de mettre cette efficacité à l'épreuve et on peut dire sans la moindre exagération qu'aujourd'hui cette eau est définitivement classée comme médicament du foie.

§ 2. — *Traitement hydro-minéral.*

Ici, comme pour la gravelle rénale, il faut étudier séparément le traitement de l'affection calculeuse en elle-même, et celui des accidents auxquels donne lieu la migration des concrétions (sable, graviers ou calculs). Contre la lithiase elle même, c'est-à-dire contre la disposition de la cholesterine à se déposer, on agit à la fois par la boisson, par l'exercice, par le régime alimentaire, par l'hydrothérapie simple et minérale : le traitement est à la fois interne et externe.

La *boisson* doit être prise au début par petites doses, (quelques demi-verres) car on a souvent affaire à des estomacs délicats et susceptibles. On cherchera à obtenir le plus tôt possible l'effet laxatif, et on s'adressera pour celà à la source Souveraine, en y joignant l'usage de la source du Prince sensiblement plus ferrugineuse que le Pavillon. Si celà est nécessaire on secondera l'action de l'eau minérale par quelques prises de magnésie ou mieux par un peu d'eau d'Hunyadi-Janos; puis, le flux intestinal une fois déclaré, on pourra revenir à la source du Pavillon que les malades préfèrent comme plus agréable au goût, et dont les doses pourront alors être assez élevées pour entretenir l'effet laxatif.

Bains. — Chez les malades qui ont de la tension et de l'endolorissement de la région du foie les grands bains tièdes procurent un soulagement marqué.

Douches. — L'hydrothérapie, sous forme de douches froides générales, est souvent indiquée et donne d'excellents résultats chez les sujets à la fois anémiés et excités; c'est en effet un des reconstituants et des névrosthéniques les plus efficaces, et s'il ne s'adresse pas au fond même de la maladie, en favorise singulièrement la guérison par le relèvement de l'état général.

Mais il faut se garder d'y voir un moyen banal nécessairement inoffensif: l'hydrothérapie est, comme tous les modificateurs énergiques de la circulation et de l'innervation, un agent thérapeutique dont le médecin doit régler la dose et le mode d'emploi: en l'employant à la légère on peut faire beaucoup de mal.

L'hydrothérapie locale a été très discutée : il est certain que l'idée de doucher une vésicule encombrée de calculs paraît au premier abord assez audacieuse. On en a obtenu de bons effets contre la congestion du foie, dans des cas très bien observés, mais c'est assurément une pratique très délicate à prescrire et surtout à exécuter : aussi les médecins feront-ils bien de formuler très exactement la façon dont la douche hépatique doit être donnée et de ne confier ce soin qu'à des doucheuses dociles, intelligentes et possédant une grande légèreté de main, car ici le mal cotoie le bien de très près.

On emploiera avec avantage, suivant le cas, soit la douche chaude suivie d'une courte et rapide aspersion d'eau froide, soit la douche froide, soit la douche alternative.

L'exercice modéré mais régulier, surtout après les repas, est un auxiliaire sérieux du traitement hydro-minéral; il sera pris à pied. Je suis peu partisan, surtout pour la clientèle féminine, des exercices violents tels que l'équitation; et l'espoir de hâter la guérison en favorisant l'engagement des calculs dans les voies d'excrétion me séduit médiocrement: je doute qu'il séduise davantage les malades.

§ 3. — *Régime alimentaire.*

Le régime alimentaire a une grande importance en tout temps pour les personnes affectées de cholelithiase; malheureusement il est moins facile à observer aux eaux que chez soi à cause des tentations incessamment renouvelées de la table d'hôte. Les repas ne devraient être ni trop espacés ni trop copieux, et ce dernier point mérite particulièrement de fixer l'attention à cause de l'exagération d'appétit qui accompagne habituellement l'usage de l'eau minérale. Nous ne pouvons pas dresser ici la liste de tous les mets que les malades doivent s'interdire. Il nous suffira de donner une formule générale en disant qu'ils doivent autant que possible exclure

de leur régime les corps gras, les sucres et les
farineux. Notre confrère de Vichy, le Dr Cyr, si
compétent sur tout ce qui touche à la pathologie
du foie, a résumé l'hygiène alimentaire de la
cholelithiase dans quelques lignes que les malades devraient savoir par cœur : « Nous con-
« seillerons, dit cet auteur, d'éviter les viandes
« ou les poissons à chair trop grasse ou trop
« dense ainsi que les pâtés, de n'user du gibier
« qu'avec modération, de ne manger que peu
« de pain et de le choisir très cuit et avec le
« moins de mie possible; œufs en petite quan-
« tité; éviter les sauces, les épices et les condi-
« ments acides; avoir à tous les repas des
« légumes verts (surtout la chicorée, les épi-
« nards, la laitue, les poireaux, les endives, le
« céleri, la carotte) ou de la salade, ou du fruit,
« ou tout cela à la fois si la saison le permet; ne
« manger des légumes secs ou des pommes de
« terre que rarement, en petite quantité, et
« plutôt sous forme de purée; éviter les tomates,
« l'oseille, le chocolat, les pâtisseries, les fro-
« mages faits, les noix, les olives, les châ-
« taignes, etc. Très peu de vin pur, et surtout
« pas de mélange de vins fins; pas de vins
« sucrés ou mousseux; lait à discrétion; bois-
« son assez abondante sous forme d'eau rougie.
« — Les liqueurs de toute sorte doivent être

« laissées de côté, ainsi que la bière et le cidre;
« le café ou le thé à dose modérée et pris seu-
« lement après le repas de midi n'ont pas d'in-
« convénient, et peuvent même avoir une
« certaine utilité, par la stimulation légère
« qu'ils donnent à la digestion et à la circulation
« générale. » (1).

§ 4. — *Traitement de la colique hépatique.*

La colique hépatique est dûe à l'engagement et au cheminement des calculs dans le canal cystique: c'est elle qui constitue le plus souvent le premier signe de la lithiase biliaire, ou du moins qui en révèle l'existence. On l'observe souvent dans le cours de la cure hydro-minérale et l'excitation de la contractilité des fibres lisses, produite par l'eau n'est pas étrangère à sa production.

L'engagement et le cheminement des calculs donnent lieu à des douleurs quelquefois très vives et à une série de phénomènes sympathiques: fièvre, vomissements, troubles cardiaques, etc., dont l'ensemble constitue le syndrôme, à physionomie variable, connu sous le nom de colique hépatique.

---

(1) Dr Cyr. — *Traité de l'affection calculeuse du Foie.* — Paris, 1884, p. 277.

La douleur revêt quelquefois une intensité telle que son soulagement rapide devient une indication capitale; et dans ce cas il faut recourir d'emblée à la médication hypodermique sans s'attarder aux révulsifs et aux calmants externes; l'injection de chlorydrate de morphine s'impose. Peut-être un avenir prochain verra-t-il confirmer la réputation faite à l'antipyrine par les communications du professeur Germain Sée; en attendant on s'adressera à l'injection mixte de morphine et d'atropine (un demi-centig. de sel de morphine et un quart de milligramme de sulfate d'atropine par seringue de Pravaz).

A défaut de cette injection qui peut être contre-indiquée, ou être repoussée par le malade, ou avoir échoué, on essayera le chloral en lavement, ou l'éther amyl-valérianique. L'anesthésie par l'éther ou le cloroforme a été proposée et employée quelquefois avec succès, mais c'est un moyen dangereux surtout chez des malades dont le cœur est troublé dans son fonctionnement par l'excès de la douleur; et nous ne nous déciderions à l'employer qu'après l'échec ou en l'absence des précédents.

Quant aux différents révulsifs, aux topiques *dits* calmants, aux potions opiacées qui sont le plus souvent vomies, aux bains simples ou médicamenteux, ce sont des moyens illusoires qui font perdre un temps précieux.

Cure à domicile. — La chole-lithiase est une des affections contre lesquelles la cure à domicile est le plus indiquée, car les propriétés qui sont mises en jeu à la source même pour son traitement sont de celles que le transport ne modifie guère : l'action laxative sera seulement un peu moins prononcée, ce à quoi on pourra remédier par l'addition d'un peu de magnésie dans le premier verre.

Nous conseillons aux personnes qui viennent de faire une saison à Contrexeville d'en faire deux à domicile, de vingt-cinq jours chacune en octobre et en mars.

Pour la façon dont ces cures doivent être conduites on n'a qu'à se reporter à l'article que nous consacrons plus loin à la *cure à domicile*.

II. — DU FOIE GOUTTEUX. — DES ENGORGEMENTS DU FOIE.

« Le foie est rarement sain dans la goutte, » a dit Scudamore : cet aphorisme de pathologie ne peut guère être contesté à la condition qu'on ne l'applique qu'aux cas de goutte confirmée. Oui ! chez les goutteux à hérédité lourde ou en pleine

évolution de leur diathèse, le foie est rarement
sain; mais, comme le fait remarquer Lecorché,
rarement aussi il est gravement altéré. C'est
dans des phénomènes congestifs que consiste
toute la symptomatologie du foie goutteux. Cette
congestion pathologique est-elle à la fois cause
et effet, comme le veut la théorie qui rapporte à
un trouble fonctionnel de cet organe la formation exagérée d'acide urique d'où dérive la
goutte? C'est là un problème de physiologie
pathologique dont la solution importe peu pour
le moment. Ce qui nous intéresse au point de
vue particulier où nous sommes placés, c'est
de constater l'accord unanime des auteurs qui
ont étudié la pathologie du foie et de ceux qui
ont écrit sur la goutte pour reconnaître l'existence sinon d'une goutte hépatique, du moins
du retentissement habituel de la goutte sur le
foie: Murchison, Frerichs, Garrod, Trousseau,
Barth, Lecorché, Cyr, ont signalé ou décrit cette
localisation.

Les stations de Vichy et de Carlsbad en
offrent chaque année de nombreux exemples,
ce qui tient à la notoriété par trop exclusive
dont ces eaux jouissent pour la guérison des
affections du foie.

Ici les occasions ont été rares par suite de
l'oubli dans lequel étaient tombées les re-

marques de Bagard sur l'appropriation de l'eau du Pavillon à la résolution des engorgements du foie. Pendant trop longtemps on a laissé croire que les gouttes viscérales échappaient en partie à l'action de cette eau; aussi les goutteux atteints de pléthore abdominale avec troubles hépatiques prenaient-ils rarement le chemin de Contrexeville.

Depuis une vingtaine d'années que la pathologie du foie commence à prendre place dans la clinique de cette station, les occasions d'y étudier le foie goutteux se sont multipliées, et l'action résolutive de ses eaux vis-à-vis des engorgements de cet organe a été mise hors de doute, ou plutôt elle a été tirée de l'oubli dans lequel les successeurs de Bagard et de Thouvenel l'avaient laissée tomber.

Loin de nous la pensée de mettre l'eau du Pavillon sur le même rang que celle du Mühlbrunn ou de certaines sources de Vichy pour le traitement de ces volumineuses hypertrophies, de ces états chroniques et invétérés de pléthore abdominale particuliers aux climats de l'Inde et de l'Extrême-Orient; cependant même dans ces cas graves, et à cause même de leur gravité, les eaux sulfatées calciques ferrugineuses, dont Contrexeville possède le type le plus parfait, sont parfois indiquées. Il en est

12

ainsi lorsque les malades sont trop affaiblis
pour pouvoir supporter l'action énergique des
eaux bicarbonatées ou sulfatées sodiques (1).

C'est vis-à-vis des engorgements d'origine
goutteuse, qui se font par accès avec résolution
incomplète, que les eaux sulfatées calciques
sont particulièrement indiquées.

Leur action à la fois laxative et reconstituante
combat l'engorgement de l'organe sans affaiblir
par l'exagération du flux intestinal et surtout
sans modifier la crase du sang dans le sens
d'une alcalinisation excessive et d'une diminution du nombre des globules, deux choses à
redouter avec l'usage des eaux sodiques fortes.

Vis-à-vis des congestions hépatiques d'origine
tellurique, Contrexeville peut être indiqué
comme nous l'avons dit plus haut, lorsque
l'anémie constitue le symptôme dominant. Je
l'ai vue réussir d'une façon remarquable en
plusieurs circonstances chez des officiers revenant d'Afrique, qui avaient pris le chemin de
cette station comme atteints de goutte ou de gravelle, et qui constataient avec autant de surprise
que de plaisir l'amélioration produite par surcroit du côté du foie. Je suis convaincu que ce
côté des applications thérapeutiques de la médi-

____

(1) Lecorché, ouv. cit. p. 716.

cation de Contrexeville a été négligé à tort et que beaucoup de malades détériorés par le séjour des pays chauds, qui prennent sans hésitation et souvent même sans examen le chemin de Vichy ou de Carlsbad, gagneraient à s'approcher d'une source moins énergique. Il serait à désirer que l'attention des ministres de la guerre et de la marine et des comités de santé établis près de ces deux ministères, fût attirée sur ce point de thérapeutique hydro-minérale.

ARTICLE VI. — **Du Diabète.**

§ 1. — *Considérations générales.*

Le diabète sucré est une de ces maladies qu'on peut, sinon guérir, du moins améliorer par des médications bien différentes ; sa nature n'est pas *une*, et cela explique les succès thérapeutiques obtenus près des sources les plus diverses, depuis les eaux alcalines fortes de Vichy et de Carlsbad jusqu'aux eaux à peine minéralisées de Neris et de Plombières. M. Martineau, l'ardent champion du traitement par « l'eau lithinée arsénicale artificielle » explique cette similitude d'action par la présence dans toutes ces eaux d'un principe commun lequel ne serait autre que le chlorure de lithium ; les eaux bicarbonatées sodiques de Vichy et de Vals qui en renferment de 15 à 22 milligrammes par litre, celles de Royat qui en contiennent 3 centigrammes, celles de Pougues qui en contiennent 4 milligrammes ne devraient d'après lui être considérées dans leur action vis-à-vis du diabète que comme des eaux lithinées. S'il en était ainsi l'eau du Pavillon qui contient de de 4 à 6 milligrammes de lithine se rangerait d'elle-même parmi les eaux minérales anti-diabétiques.

Elle y figure en effet, mais on peut expliquer d'une façon à la fois plus simple et plus clinique, son action curative et celle d'eaux dissemblables par leur composition, en disant qu'à des causes pathogéniques différentes il faut des médicaments différents. Or le diabète ne reconnaît pas toujours la même cause ; sa nature n'est pas *une* comme nous l'avons fait remarquer tout à l'heure, et par conséquent il ne saurait être traité dans tous les cas par un seul et même médicament.

Nous ne pouvons malheureusement pas inscrire en face du mot « diabète » celui de « lithine » comme on peut le faire pour la

fièvre intermittente et le sulfate de quinine;
pour la syphilis et le mercure ; autrement dit
nous ne possédons pas encore le « spécifique »
du diabète.

Pour M. Martineau il n'y a que deux sortes
de diabète : l'*arthritique* et l'*herpétique,* et
encore pourrait-on presque faire abstraction du
second, dont on rencontre tout au plus 5 cas
contre 95 du premier (!) S'il en était ainsi on
s'expliquerait à la rigueur les succès constants
du chlorure de lithium ; mais l'étiologie du
diabète n'est pas aussi simple ; des maladies
générales telles que la goutte, la syphilis; des
maladies locales avec lésion du cerveau, de
l'estomac, du pancréas ; des traumatismes, des
affections chirurgicales peuvent jouer un rôle
dans son développement, et on comprend qu'il
en résulte des indications thérapeutiques différentes.

Une seconde cause d'erreur qu'il faut éviter
dans l'appréciation de la thérapeutique du
diabète, c'est de le confondre avec la glucosurie ; c'est de prendre pour une maladie
déclarée qui a ses racines dans une nutrition
viciée et qui guérit rarement, un symptôme
transitoire, intermittent, qui disparaît souvent
de lui-même ou par le redressement de quelques
erreurs hygiéniques. « En clientèle, dit avec

« raison William Ord, on voit plus souvent des
« glucosuriques que des diabétiques dans le
« sens de l'affection consomptive ». La glucosurie étant fréquente et facile à guérir, tandis
que le diabète est rare et d'une curabilité douteuse, on voit à quelles erreurs on peut arriver
si on ne fait pas rigoureusement la distinction
de la maladie et du symptôme.

D'un autre côté, comme toute glucosurie peut
conduire au diabète, il faut la surveiller et la
combattre ; et pour elle comme pour lui il faut
s'adresser à la cause du vice de nutrition en
même temps qu'au vice de nutrition lui-même.

§ 2. — Traitement hydro-minéral.

L'étude du traitement du diabète ne rentre
pas dans notre sujet, ou du moins nous ne
devons l'aborder qu'à un point de vue particulier, celui de l'action des eaux minérales.
Leur rôle est considérable, autant que celui de
l'alimentation, et on ne doit pas laisser s'accré-
diter l'opinion que leur action est banale au
point d'appartenir à toutes les sources et par
conséquent d'être indépendante de la nature
de la minéralisation. Si on voit améliorer des
glucosuries à Vichy et à Vals, à Pougues et à
Contrexeville, à Néris et à Plombières et même

dans des stations d'eaux sulfureuses, c'est que les malades y modifient leur hygiène de toutes façons en même temps qu'ils suivent le traitement hydro-minéral proprement dit, et que si le second moyen peut rester inefficace faute d'avoir été judicieusement choisi, le premier agit toujours dans le sens d'une diminution de la proportion de sucre.

Les eaux bicarbonatées sodiques fortes de Vichy et de Vals jouissent pour le traitement du diabète d'une vogue incontestée, et il est certain qu'elles répondent au plus grand nombre des indications; mais il y a dans l'emploi banal de ces sources puissantes un danger sérieux : il en est du diabète comme de la goutte, de la gravelle et des coliques hépatiques, maladies qui sont habituellement justiciables des eaux alcalines fortes, mais au cours desquelles il peut se présenter des contre-indications formelles à leur emploi, telles que : la faiblesse générale, l'anémie, une excitabilité nerveuse anormale, des *craintes du côté des organes respiratoires*.

C'est dans ces cas-là que les eaux alcalines faibles et surtout celles à base de chaux, offrent de précieuses ressources. On sait en effet, le rôle que jouent les sels de chaux dans la médication préventive des processus nécrobiotiques du genre de ceux qui menacent les poumons des diabétiques et qui constituent l'une des terminaisons les plus fréquentes.

L'action de l'eau de Contrexeville a été étudiée à ce point de vue particulier par M. Debout et par Brongniart, qui ont fait connaître son efficacité vis-à-vis de la glucosurie goutteuse. Les résultats annoncés par ces deux observateurs ont été confirmés depuis à plusieurs reprises et chaque année voit grossir le nombre des glucosuries goutteuses guéries par l'eau du Pavillon, même sans le secours d'un régime alimentaire spécial. Quant au diabète confirmé je ne crois guère à sa guérison, à Contrexeville pas plus qu'ailleurs ; mais on peut au moins entraver sa marche et maintenir les pertes de sucre et d'azote dans des limites compatibles avec une santé supportable. Pour obtenir ce résultat il faut combiner l'action du régime avec celle de certains médicaments, au nombre desquels doit figurer la cure de Contrexeville : l'action de ses eaux est démontrée en effet par ce fait d'observation courante, à savoir que le sucre diminue dans l'urine après quelques jours de boisson, sans qu'on ait apporté la moindre modification au régime. Il va sans dire qu'on ne doit jamais de propos délibéré laisser de côté ce facteur important de l'amélioration.

L'eau du Pavillon doit à sa faible alcalinité, à sa minéralisation à la fois calcique ferrugineuse et lithinée, de pouvoir être employée avantageusement dans les cas suivants :

1° Chez les diabétiques et glucosuriques goutteux.

2° Chez ceux dont l'état de faiblesse, l'excitation nerveuse, ou la tendance aux congestions pulmonaires contre-indiquent l'emploi des eaux alcalines fortes.

3° Dans les cas où le diabète s'accompagne de souffrances du côté du foie et de cet état de pléthore abdominale qui cache presque toujours une vitalité très amoindrie.

Détails du traitement. — Le traitement hydro-minéral comprendra 1° la boisson qui devra être conduite rapidement, sauf contre-indication, aux doses élevées de 8 à 10 verres : ces doses sont d'ailleurs facilement acceptées à cause de l'augmentation de la soif. Ce symptôme est le premier qui se ressente de l'action curative de l'eau, et sa diminution frappe vivement l'attention des malades.

L'hydrothérapie et le massage sont de puissants modificateurs hygiéniques dont l'emploi seconde énergiquement l'action de l'eau minérale.

Le régime alimentaire doit être réglé, autant

que possible, dans le sens anti-glucosurique ;
mais il ne faut pas se dissimuler que c'est là un
élément de guérison qu'on réalisera bien rarement chez les habitués de la table d'hôte ; et
c'est justement le peu d'attention apporté par les
malades à leur régime alimentaire qui a permis
aux observateurs cités plus haut, et à nous-
même dans un cas observé l'an dernier, d'être
très affirmatif quant à l'action curative de l'eau
elle-même.

Cure à domicile. — Elle est indiquée, à cause
de la nature de la maladie, qui a ses racines
dans un vice de nutrition. L'action qu'on observe à la source est dûe presque tout entière
aux propriétés vitales de l'eau, propriétés qui
diminuent à mesure qu'on s'éloigne du moment
où elle a été puisée. Pour pouvoir corriger
l'erreur de nutrition d'où dérive la glucosurie,
les eaux minérales doivent être bues pour
ainsi dire, à l'état naissant. C'est l'avis exprimé
par le professeur Potain dans une de ses leçons
cliniques (février 1884) au cours de laquelle,
après avoir signalé l'efficacité des eaux minérales alcalines bues à la source, il insistait sur
ce fait que des alcalins prescrits tant en ville
qu'à l'hôpital ne donnent aucun succès.

ARTICLE VII. – **Maladies des femmes.**

I. — DE LA GOUTTE UTÉRO-OVARIENNE.

§ 1. — *Considérations générales.*

L'action bienfaisante de la cure de Contrexeville vis-à-vis de certaines maladies de matrice n'avait pas échappé aux premiers observateurs; elle a été mentionnée par Bagard, par Thouvenel, et plus près de nous par Mamelet. Depuis cette époque, des affections de l'appareil utéro-ovarien, ont été soignées de loin en loin à Contrexeville et pour ainsi dire par accident; les résultats de ces cures faites sans préméditation ont paru surprendre les médecins qui en ont été témoins et leur ont fait entrevoir la création d'une section gynecologique dans la clinique de cette station; mais ces cas sont restés isolés.

L'attention n'ayant pas été attirée sur la goutte utéro-ovarienne dont la plupart des gynecologistes contestaient d'ailleurs l'existence, bien des dysmenorrhées et des engorgements utérins de nature goutteuse qui auraient dû être dirigés

vers des eaux sulfatées calciques l'ont été et le
sont encore trop souvent vers les eaux sulfureuses des Pyrénées.

Il y a de ce chef une lacune importante dans
l'histoire clinique de la source du Pavillon; le
chapitre de ses applications à la pathologie de la
femme n'y est représenté que par un titre en
haut d'une page blanche.

C'est cette page que j'ai voulu essayer de remplir en montrant que l'appareil utéro-ovarien
n'échappe pas aux attaques de la diathèse goutteuse et que les affections de matrice de cette
nature sont justiciables de la même médication
que les autres localisations.

Je n'avais pas attendu d'ailleurs mon entrée
dans la pratique hydro-minérale pour soup-
çonner à la goutte le pouvoir de se localiser sur
l'appareil génital de la femme; dans deux circonstances où je me trouvais aux prises avec
une ménopause difficile traversée par de fréquentes poussées de métrite et des raptus congestifs tantôt sur le cœur, tantôt sur les poumons, l'existence d'antécédents héréditaires
goutteux me fît songer à une localisation utérine de cette diathèse; mais le résultat négatif
des recherches que je fis dans les traités de
gynecologie et les ouvrages spéciaux sur la
goutte allait me faire abandonner cette idée

lorsqu'une poussée articulaire sur le genou vint produire une brusque détente et fixer le diagnostic (1). Dans l'autre cas, je n'hésitai pas à rapporter les accidents à une cause générale, et s'il n'y eut pas de manifestation articulaire, l'efficacité du traitement anti-goutteux par les alcalins et le colchique démontra leur nature goutteuse.

L'année dernière, j'ai observé ici deux cas également probants, et les recherches que j'ai faites dans la littérature médicale de cette station m'en ont fait découvrir un certain nombre d'autres à l'occasion desquels la goutte utérine a été tout au moins soupçonnée, si on n'en a pas prononcé le nom.

En y ajoutant les observations contenues dans les traités de gynecologie (Courty, West, Simpson) et dans les ouvrages spéciaux sur la goutte (Barthez, Jaccoud et Labadie-Lagrave, Lecorché), j'ai pu réunir les éléments d'une étude sur la *goutte utéro-ovarienne*, à laquelle

---

(1) Cette dame se rendit sur mon conseil aux eaux de Contrexeville pendant trois années consécutives ; elle y reçut les soins de mon regretté confrère, le D^r Le Cler, et bien que la menopause ait mis très longtemps à s'établir définitivement, les accidents utérins auxquels j'avais assisté ne se renouvelèrent plus.

je ferai de nombreux emprunts pour la rédaction de ce chapitre (2).

§ 2. — A. — *La goutte peut-elle se porter sur l'utérus et ses annexes ?*

Existe-t-il une goutte utéro-ovarienne, comme on admet partout qu'il existe une goutte cardiaque, une goutte gastrique, une goutte oculaire? De tout temps, on a reconnu que les femmes sont beaucoup moins sujettes à la goutte que les hommes; et à l'époque de la décadence, la cessation de cette immunité dans les classes riches aurait fourni, paraît-il, à quelques moralistes, l'occasion· de fulminer contre la dépravation des dames romaines.

Pour Hippocrate et nombre de ses successeurs, cette immunité de la femme serait à peu près absolue pendant sa vie sexuelle: « *Mulier* « *prodagrà non laborat nisi ipsi menstrua* « *defecerint;* » et la cause en résiderait dans l'émonctoire périodique offert par la menstruation.

A l'appui de cette manière de voir, on a invoqué l'action suspensive de la grossesse vis-à-vis

---

(2) *De la goutte utéro-ovarienne et de son traitement hydrominéral*, par le Dr Mabboux (de Contrexeville), *in Bulletin de Thérapeut.*

de l'immunité, puis la coexistence de troubles menstruels lorsque la goutte articulaire se montre avant la ménopause et en dehors de l'état de gestation.

Tout en admettant dans une certaine mesure l'influence dépurative ou préservatrice d'une menstruation régulière, on a le droit de dire que l'aphorisme d'Hippocrate est trop absolu, car les exemples de goutte articulaire chez la femme bien menstruée et même plus abondamment que de coutume, se rencontrent encore quelquefois (Cullen). Et alors comment expliquer que cette soupape de sûreté préserve d'autant moins qu'elle est plus largement ouverte et qu'elle fonctionne plus librement ? Il est plus simple et au moins aussi rationnel de dire que si la femme est moins souvent affligée de la goutte que l'homme cela tient surtout à ses habitudes et à son mode d'alimentation ; et que dans les cas où la prédisposition héréditaire parvient à triompher de ces obstacles l'appareil utéro-ovarien peut être frappé au même titre que les autres appareils.

En 1855, à la Société d'hydrologie, la question du traitement hydro-minéral des affections utérines fut l'objet d'une intéressante discussion, au cours de laquelle il fut souvent parlé de l'origine diathésique ; mais le mot de goutte utérine ne fut pas prononcé, et s'il fut souvent question de l'efficacité des eaux alcalines contre la métrite chronique, c'est comme résolutives qu'elles furent vantées plutôt que comme anti-goutteuses. Plus près de nous, M. Durand-Fardel insistant, dans un travail fort remarquable (1), sur l'origine fréquemment constitutionnelle de la métrite chronique, n'accordait à la cause goutteuse qu'une courte mention et une place insignifiante; et s'il rangeait les eaux alcalines, bicarbonatées sodiques et sulfatées calcaires, parmi les moyens de traitement de cette affection, c'était à titre de médicament résolutif, tonique, sédatif, plutôt que de médication anti-diathésique.

Aujourd'hui la goutte utérine n'est plus contestée; son existence a été reconnue par ceux même qui en avaient douté le plus longtemps, notamment par feu le professeur Courty. Cet éminent gynecologiste, trop tôt enlevé à la science et à la pratique, a rapporté dans la troisième édition de son traité sur les maladies de l'utérus une observation des plus probantes (2), à laquelle les lignes suivantes servent de con-

---

(1) *Du traitement de la Métrite chronique par les eaux minérales* (archives de gynecologie, mai 1875).

Courty. — *Traité des maladies de l'utérus et de ses annexes,* 2ᵉ éd., p. 276.

clusion: « Je ne sais si j'ai tracé un tableau
« suffisamment exact pour faire partager ma
« conviction au lecteur, mais j'avoue que pour
« moi j'expliquerais difficilement cette succes-
« sion d'états morbides si graves et si mobiles
« autrement que par des attaques de goutte
« viscérale. »

West, Simpson, disent avoir observé plusieurs cas de dysmenorrhée relevant de la
diathèse goutteuse. Dans l'article « Goutte » du
nouveau Dictionnaire, Jaccoud et Labadie-
Lagrave ont appliqué la judicieuse expression
de *migraine utérine* à cette classe de localisations goutteuses. Lecorché admet aussi l'existence d'une métrite goutteuse, et il en cite une
curieuse observation dans laquelle la diathèse
avait signé pour ainsi dire sa manifestation,
puisqu'on trouva de l'acide urique dans le sang
des règles: « Cette constatation, dit l'auteur,
« nous paraît une démonstration indiscutable
« de la nature réelle des accidents. » (1).

Les deux observations que nous avons recueillies ici l'année dernière, et que nous
résumerons plus loin ont également une grande

____

(1) Lecorché, ouv. cité.

importance et parlent hautement en faveur de l'existence d'une goutte utérine (2).

Mais ne semble-t-il pas qu'à priori on pouvait en affirmer l'existence, rien que par suite de l'analogie de texture entre l'appareil utéro-ovarien et les différents appareils organiques où la goutte s'installe de préférence ?

Après avoir exposé les objections faites à l'existence d'une goutte oculaire, Lecorché s'exprime ainsi : « Ce qui nous importe, c'est moins « de savoir s'il existe des observations de cer- « taines manifestations goutteuses oculaires « auxquelles la dissection jointe aux investiga- » tions chimiques aurait imprimé le sceau de « l'authenticité indiscutable (et pareilles obser- « vations manquent actuellement encore), mais « bien si l'œil est un organe qui par sa struc- « ture anatomique et ses fonctions physiolo- « giques se trouve disposé à être le siège de « manifestations goutteuses. »

Si appliquant à l'appareil utéro-ovarien, cette façon de raisonner qui est absolument légitime, on étudie sa texture anatomique et ses fonctions, on n'y trouve rien qui puisse expliquer ce

---

(2) Voir encore sur ce sujet la thèse de Legalcher-Baron : « *Les manifestations de la Goutte sur les organes génitaux.* » Th. Paris, 1885.

prétendu état réfractaire et justifier l'immunité affirmée par l'aphorisme d'Hippocrate. On y rencontre du tissu musculaire, des fibres striées et des fibres lisses, du tissu fibreux, une séreuse, en un mot les mêmes éléments anatomiques que dans les organes dont la goutte fait pour ainsi dire ses lieux d'élection. Il s'y fait en tout temps une large irrigation sanguine: les grossesses y amènent de loin en loin un surcroit de vitalité, et même sans celà l'ovulation et les excitations sexuelles y produisent de fréquentes congestions.

D'un autre côté la matrice suspendue par son anneau ligamenteux au centre du bassin y exécute des mouvements d'oscillation presque incessants.

On n'est certainement pas tenu de voir dans ces dispositions anatomiques et fonctionnelles une prédisposition aux localisations diathésiques; mais si elles n'appellent pas la goutte, du moins elles ne l'éloignent pas, puisque ce sont les mêmes qu'on rencontre dans les organes où cette maladie s'établit de préférence.

En résumé, si l'appareil utéro-ovarien n'est pas particulièrement apte à subir les localisations goutteuses, il n'y a aucune raison anatomique ou physiologique pour qu'il y soit réfractaire; et s'il est frappé moins souvent que les autres appareils, cela tient plutôt au genre de vie et d'alimentation de la femme qui la prédisposent moins à la goutte. Lorsque l'hérédité est assez forte pour triompher de ces obstacles les manifestations se font sur la matrice aussi bien que sur les autres organes. On peut les observer à toutes les époques de la vie sexuelle en dépit des prétendues réhabilitations sanitaires de la menstruation; mais il est possible, il est même probable, que la ménopause constitue une chance favorable à leur développement, la matrice subissant alors une sorte d'évolution regressive voisine de l'état morbide, qui fait d'elle un point de moindre résistance.

§ 3. — B. — *Caractères de la goutte utéro-ovarienne.*

Ce qui caractérise les localisations de la goutte sur l'appareil génital de la femme, c'est d'abord leur éclosion rapide, le développement brusque d'un appareil symptomatique quelquefois inquiétant; c'est leur mobilité; c'est surtout leur alternance avec des manifestations franchement goutteuses, même avec des manifestations articulaires.

C'est encore leur résistance aux traitements antiphlogistiques les plus rationnels et leur régression sous l'influence d'une médication anti-goutteuse. Ce sont là des caractères généraux suffisants pour affirmer l'origine diathésique sans qu'il soit besoin de toucher du doigt pour ainsi dire le corps du délit, comme dans le fait observé par Lecorché et que nous avons rapporté plus haut, où de l'acide urique fut trouvé dans le sang menstruel d'une dysmenorrheïque issue de parents goutteux et goutteuse elle-même. C'est là un argument irréfutable en faveur de l'origine diathésique de certains troubles menstruels : peut-être le trouverait-on souvent si on le cherchait. En tout cas, nous l'avons recherché inutilement chez le sujet de notre première observation, et ce résultat négatif ne saurait être invoqué contre la valeur du fait clinique, car l'alternance de l'atteinte de métrite avec une atteinte de goutte articulaire ne pouvait pas laisser le moindre doute sur la communauté de nature des deux affections.

Dans la goutte utéro-ovarienne comme dans toutes les autres espèces de goutte viscérale, les renseignements tirés des caractères de la douleur, de l'aspect des organes souffrants, et des phénomènes de réaction générale n'ont qu'une valeur restreinte pour la détermination de la nature des accidents et la mise en relief de leur origine diathésique. Ce n'est en effet ni par le

siège de la douleur ni par sa physionomie ou
par sa violence que la cardialgie goutteuse se
distingue des autres espèces de cardialgie; la
relation diathésique ressort de l'étude et du
rapprochement des circonstances qui précèdent
et accompagnent l'accès. De même pour la
métro-ovarite : l'ovaire goutteux est douloureux spontanément et à la pression; il en part
des irradiations vers les différents points du
bassin; en même temps la menstruation se fait
difficilement avec diminution ou exagération de
l'écoulement; il existe de la pesanteur du bassin
et une sensation d'alourdissement général. Rien
de tout cela ne dénote la cause goutteuse; mais
si cette métro-ovarite se montre sans cause
connue chez un sujet issu de parents goutteux,
si elle coïncide avec des urines chargées d'acide
urique, avec de la migraine, avec des hémorrhoïdes: si elle alterne avec la souffrance
d'autres tissus analogues, et surtout si elle
précède ou si elle suit des accès de goutte articulaire, il est difficile de ne pas admettre son
origine diathésique.

La symptomatologie de la métrite goutteuse
est encore assez obscure; les faits bien observés
sont encore en trop petit nombre pour servir
de base à une description clinique complète;
aussi n'est-ce qu'à titre de contribution pour

l'avenir que je donne ici le résultat de mon observation personnelle en me contentant de faire remarquer qu'il concorde avec les faits précédemment observés.

Du côté de la matrice et des organes externes, où le diagnostic peut s'aider de la vue et du toucher, la nature goutteuse peut se trahir par des caractères particuliers. On ne rencontrerait pas ici ces engorgements indolents de tout l'organe, avec un col élargi, mou, blafard, comme dans la métrite scrofuleuse. Ici pas de sécrétion abondante de mucus utérin ou vaginal, pas de parois vaginales relâchées, humides ; en un mot pas ou peu de cet état catarrhal si fréquent chez les femmes blondes, à tempérament lymphatique. La métrite goutteuse paraît être plutôt une métrite sèche et en même temps une métrite douloureuse.

Il faut considérer à part la goutte utérine aiguë, procédant par accès qui disparaissent sans laisser de traces apparentes, et la goutte utérine chronique consistant dans un engorgement habituel de la matrice sur lequel viennent se greffer des poussées. La première forme mène à la seconde, de même que la goutte articulaire aiguë mène à la goutte articulaire chronique.

Forme aiguë. — Elle accompagne habituel-

lement les règles qu'elle rend pénibles et douloureuses ; mais elle peut aussi se montrer
dans l'intervalle des époques. Le fait suivant
observé par nous l'année dernière est un remarquable exemple de cette forme.

Observation. — Mme D. 37 ans ; mariée depuis 15 ans,
sans enfants ; fille de père mort de goutte cardiaque.
Enfance tourmentée par des accidents arthritiques ;
blépharites, migraines, hémorrhoïdes. Réglée à 14 ans ;
menstruation assez régulière. — Depuis deux ans lombago, sable rouge dans les urines, époques souvent
douloureuses. En juillet 1886 une saison à Evian est
suivie d'une amélioration qui dure jusqu'en octobre ;
il survient alors (quelques jours après des règles un peu
pénibles) une violente atteinte de métro-ovarite qui
cède incomplètement puis le sable se montre à nouveau
ainsi que les migraines et le lombago.

Mme D. arrive à Contrexeville dans les premiers jours
de juillet 1887 ; son époque est passée depuis quatre
jours ; il existe une barre lombaire constante ; les urines
sont très chargées de sable rouge ; migraines fréquentes.
Le surlendemain de l'arrivée atteinte de métro-ovarite
que la malade compare à celle du mois d'octobre et qui
l'oblige à garder le lit. Au bout de deux jours elle commence son traitement (eau par demi-verres, de 4 à 8
dans la matinée, et grands bains tièdes). Au bout de
huit jours amélioration marquée, mais persistance d'une
pesanteur insupportable du côté du bassin avec symptômes de cystite. Dans la nuit du 15 au 16 juillet il survient une atteinte de goutte des mieux caractérisées au
gros orteil droit, en même temps que le malaise vésical
et utérin disparaît comme par enchantement. Cette loca-

lisation articulaire cède en quelques jours à une médication mixte (sulfate de quinine et colchique à l'intérieur, applications calmantes) et Mme D. achève sa saison.

Cette coïncidence de l'attaque de goutte articulaire avec la brusque disparition du malaise vésical et utérin l'avait frappée vivement, et l'idée d'une communauté de nature se présenta d'elle-même à son esprit. Interrogée sur l'existence d'attaques antérieures du même genre elle nous a dit être sujette aux engelures sur les deux gros orteils ; il est probable que sous ces engelures se cachait la *goutte atténuée* si bien décrite par Lecorché.

Notre malade a prolongé sa saison de dix jours et lors de son départ les signes de métrite avaient disparu ; l'époque menstruelle, survenue le 23, s'était passée sans douleur, mais le lendemain de la cessation de l'écoulement avait été marqué par une violente migraine.

J'ai reçu récemment, en janvier dernier, des nouvelles de cette dame, elle n'a plus souffert de la matrice; les époques se passent sans douleur; mais presque chaque fois la fin de l'écoulement coïncide avec une atteinte de migraine ; les maux de reins ont disparu, et il n'y a plus eu d'autre manifestation articulaire. Madame D. a apporté à son régime alimentaire, beaucoup trop azoté, de sérieuses modifications; et comme elle est convaincue maintenant de l'origine goutteuse de ses souffrances, elle est bien décidée à faire tout le possible pour combattre par l'hygiène et par la médication spécifique sa prédisposition héréditaire.

Lorsque la manifestation diathésique accompagne la menstruation on observe cette forme dysmenorrhéïque si bien décrite par Jaccoud et Labadie-Lagrave, par Lecorché, par Courty, et dont nous avons rapporté dans notre mémoire sur la « goutte utéro-ovarienne et son traitement hydro-minéral » un exemple remarquable également recueilli dans notre pratique de Contrexeville.

Forme chronique. — Ici le caractère diathésique tend à s'effacer; la répétition des congestions goutteuses amène en effet dans la matrice un état habituel de stase sanguine et d'inflammation chronique qui ne se distingue pas par des caractères particuliers; c'est l'engorgement qu'on observe à la suite de toutes les atteintes répétées de métrite, mais sur cet état chronique peuvent se greffer des poussées de goutte aiguë, et si l'origine diathésique ne s'affirme pas par des signes subjectifs, l'efficacité du traitement anti-goutteux la révèle suffisamment.

§ 4. — C. — *Les localisations utéro-ovariennes de la goutte sont-elles justiciables de la même médication hydro-minérale que les autres localisations articulaires ou viscérales ?*

En présence d'un état congestif ou inflammatoire chronique de la matrice trois considérations doivent guider le médecin appelé à décider sur l'opportunité d'une cure hydrominérale et sur le choix d'une station ; ce sont :

1° La cause générale, diathésique.

2° La nature et le degré de la lésion.

3° L'état général de la maladie.

La question des *diathèses* a donné lieu à de longues et ardentes discussions ; après leur avoir accordé dans l'étiologie de nos maladies une place exagérée on voudrait contester jusqu'à leur existence. Nous n'avons pas à entrer dans ce débat, sous peine d'être entraînés bien loin du but de ce travail ; nous devons cependant en dire quelques mots. Nous reconnaissons volontiers qu'on a admis des diathèses insuffisamment justifiées ; mais la disposition générale, constitutionnelle, exprimée par le mot « diathèse » n'est pas une vue de l'esprit, et si toutes les diathèses décrites n'existent pas, il en existe qui sont incontestables, l'arthritisme par exemple dont la goutte forme une branche, et la scrofule ou tout au moins le lymphatisme dont la nature bacillaire n'est pas établie si solidement qu'on ne puisse plus défendre son origine constitutionnelle.

Ces deux diathèses peuvent porter leur action sur l'appareil utéro-ovarien, et chacune d'elles réclame pour son traitement l'emploi d'une classe particulière d'eaux minérales.

Les eaux alcalines conviennent à la diathèse arthritique ; contre le lymphatisme, depuis son degré le plus léger jusqu'à la scrofule confirmée, l'eau de mer les eaux salines et les eaux sulfureuses constituent un puissant modificateur.

Nature de la lésion. — Selon qu'elle intéresse plus particulièrement tel ou tel élément anatomique; selon qu'on a affaire à de l'engorgement simple, à de l'inflammation chronique, à de l'ulcération ou à un simple état catarrhal, le choix se porte dans chaque groupe sur telle ou telle source.

On sait en effet que des eaux très voisines par leur composition ont une action très différente sur la marche de certaines lésions. Je citerai seulement l'exemple des eaux de Barèges et de Barzuns, que je connais pour les avoir maniées; tandis que les premières exaspèrent les inflammations chroniques de la matrice, celles de Barzuns situées quelques mètres plus bas et présentant la même composition (sauf un peu plus de barègine) exercent sur ces lésions une action essentiellement sédative. La même différence d'action s'observe vis-à-vis des plaies d'armes à feu, des ulcères variqueux, des affections aiguës de la peau, etc.

État général. — Chez la femme qui souffre depuis longtemps dans son appareil génital l'état général est profondément troublé. Les altérations anatomiques entraînent à leur suite des troubles fonctionnels qui retentissent sur la nutrition et sur le système nerveux ; d'où la *chloro-anémie* et le *nervosisme*. Ces deux modalités de l'état général dominent la pathologie de la femme, et le médecin consulté sur l'opportunité d'une cure hydro-minérale et le choix d'une station doit en tenir le plus grand compte.

Or la métrite goutteuse est évidemment justiciable des eaux alcalines par cela même qu'elle est une manifestation de la diathèse goutteuse, mais si on ne tenait compte que de l'indication diathésique on risquerait de faire un mauvais choix. Quelle est en effet l'action des alcalins, celle que la presque unanimité des médecins s'accorde à leur reconnaître, surtout à ceux à base de soude ? C'est une diminution de la plasticité du sang et une action résolutive sur les engorgements des parenchymes. Si on part de cette donnée unique et qu'on conseille par exemple les eaux de Vichy dans tous les cas de métrite chronique avec engorgement, on risque de nuire à ses malades et d'aggraver tout à la fois l'état général et la lésion.

On sait en effet, et M. Villemin (de Vichy) a insisté sur ce point avec raison, que la persistance d'accidents inflammatoires est une contre-indication absolue à l'usage de ces eaux. (1)

Un degré marqué de chloro-anémie en constitue une seconde tout aussi formelle, et on pourrait en dire autant du nervosisme. Si la médication de Vichy n'a pas sur la composition du sang l'action déglobulisante dont on lui a fait à l'excès un grief devenu banal, il est au moins certain qu'elle ne convient pas aux femmes anémiées et énervées par de longues souffrances utérines, et qu'elle ne saurait par conséquent convenir au traitement de tous les cas de goutte utéro-ovarienne.

Pour cette dernière, comme pour la goutte articulaire, il existe des indications spéciales tenant à la lésion elle-même ou à l'état général et qui doivent présider à la répartition des cas entre les différents groupes d'eaux alcalines. Roubaud a exposé en d'excellents termes ces

---

(1) Villemin. — *De l'emploi des eaux de Vichy dans le traitement des affections chroniques de l'utérus.* Paris 1857.

exigences de la maladie et du malade ainsi que les ressources offertes par la nature pour y satisfaire.

« Mais cette précieuse qualité, fondante et
« résolutive des alcalins, se fût changée dans
« beaucoup de cas en un véritable danger si la
« nature n'avait pris soin de mitiger, pour ainsi
« dire, ce que cette action avait de trop éner-
« gique. Comme toujours elle a marché par
« degrés ; à côté de sources exclusivement
« alcalines sodiques qui conviennent aux cons-
« titutions pléthoriques, elle a placé dans d'au-
« tres comme première atténuation un faible
« composé ferreux ; puis viennent les alcalins
« calciques qui, sans cesser de jouir des pro-
« priétés alcalines, s'adaptent mieux aux tempé-
« raments lymphatiques ; enfin l'atténuation est
« si complète dans les eaux alcalines ferrugi-
« neuses que l'action reconstituante du fer
« semble même l'emporter sur l'action fluidi-
« fiante des alcalins. » (1)

Le plus grand nombre des cas de goutte utérine, aiguë ou chronique, nous paraît justiciable des eaux sulfatées calciques froides qui présentent l'avantage de convenir en même temps à la diathèse, à la lésion et à l'état général.

---

(1) F. Boubaud. — *Les eaux minérales dans le traitement des affections utérines.* Paris 1870.

Au premier rang de ces eaux figure celle de Contrexeville, dont l'efficacité contre certaines formes de métrite chronique a été proclamée il y a 120 ans par Bagard et Thouvenel. Depuis cette époque tous les médecins qui ont exercé dans cette station ont confirmé leur dire, et actuellement chaque année apporte de nouveaux faits à la clinique gynecologique de la source du Pavillon. Jusqu'ici à la vérité le mot de *goutte utérine* n'avait pas été prononcé, et c'est uniquement à l'action résolutive et tonique de l'eau qu'on attribuait la disparition de certains engorgements de matrice et la régularisation de la fonction menstruelle. Nous estimons que l'action anti-goutteuse de l'eau a une part considérable dans ces résultats. Cette eau, à la fois anti-goutteuse, tonique et résolutive, a une quatrième propriété qu'elle doit à sa minéralisation faible et sulfatée calcique ; elle est sédative vis-à-vis de la douleur locale en même temps que vis-à-vis de l'excitation nerveuse ; c'est à la mise en jeu de cette action sédative qu'on doit le soulagement rapide de l'hystéralgie dans la forme migraineuse.

Détails du traitement. — Pour réaliser ces divers modes d'action : lutte contre le principe goutteux, résolution des engorgements, guérison de la muqueuse ulcérée, relèvement des forces, modération du nervosisme, il faut combiner les divers modes d'administration de l'eau et y ajouter l'action bienfaisante de l'hydrothérapie et du massage. Le traitement sera à la fois général et local, dirigé contre la diathèse et contre ses localisations.

Contre la diathèse et la chloro-anémie, l'eau (sources du Pavillon et du Prince), sera prise à doses croissantes de façon à atteindre vers le milieu de la cure le chiffre de 8 à 10 verres, sous réserve de la tolérance gastrique. Si les règles apparaissent pendant la cure, on diminuera un peu la dose journalière et on élevera la température de l'eau au moyen d'une légère addition d'eau chaude.

Contre l'affection utérine proprement dite on utilisera les ressourses combinées de l'hydrothérapie minérale, de l'hydrothérapie simple et du massage.

Les grands bains seront prescrits de préférence aux bains de siège s'il n'y a pas de contre-indication à l'immersion complète du corps; dans le cas contraire, on prescrira des bains de siège tièdes à eau courante de quinze à vingt minutes.

Les injections faites avec les différents modèles d'injecteurs en usage dans la clientèle féminine doivent être absolument proscrites, car elles sont à la fois inefficaces et dangereuses à moins d'être faites dans la position horizontale et très doucement, c'est-à-dire comme on ne les fait pas. On les remplacera avantageusement par l'usage du speculum balnéaire à claire-voie, instrument qui permet de donner aux parois vaginales et au col utérin un bain prolongé. Et si on tient à établir un courant intrà-vaginal, on y ajoutera une douche interne donnée à l'aide d'un siphon établi au-dessus de la baignoire. La combinaison du « speculum de bain » et de la canule à siphon réalise un véritable bain vagino-utérin à eau courante et éloigne toute chance de traumatisme.

La douche rectale ou ascendante peut rendre un double service en combattant la constipation et en constituant un bain frais pour l'utérus et son voisinage ; mais il ne faut pas perdre de vue que ce mode d'application du froid est d'un emploi délicat qui a besoin d'être étroitement surveillé.

Les douches hypogastriques, tièdes, froides ou alternantes, seront quelquefois indiquées ; la révulsion qui en résulte peut aider notablement à l'action résolutive, mais elle peut aussi être dangereuse et on ne doit pas les prescrire à la légère.

Contre l'anémie et le nervosisme qui accom-

pagnent si fréquemment les souffrances utérines, l'hydrothérapie et le massage général
constituent un modificateur puissant dont l'action s'ajoute à celle de l'eau minérale; l'application en sera subordonnée aux diverses modalités de l'état local.

II. — PLÉTHORE ABDOMINALE DE LA MÉNOPAUSE.

La médication de Contrexeville peut encore
être employée avec succès contre cet état complexe décrit sous le nom de *Pléthore abdominale de la ménopause,* et dont les principaux
symptômes sont: un alourdissement général
avec lenteur des digestions (surtout de la
digestion intestinale), la constipation; la congestion hémorrhoïdaire, une sensation de
pesanteur dans le bassin, la gêne du côté des
organes respiratoires, les étouffements, les
congestions de la tête, etc.

Ces symptômes, presque tous d'origine congestive, ne réclament pas tous, tant s'en faut,
une médication exclusivement spoliatrice. S'il
est indiqué de décongestionner certains organes,
certains départements du système vasculaire, il
faut éviter d'affaiblir les sujets par des évacua-

tions trop abondantes , car l'anémie peut se produire très rapidement. A cette période de son existence, alors qu'elle touche à la fin de sa vie sexuelle, la femme présente vis-à-vis des causes d'affaiblissement une faible résistance, et sous des apparences de santé exubérante résultant de congestions passagères, se cache souvent une faiblesse réelle.

L'eau du Pavillon, à la fois laxative, diurétique et reconstituante, est tout particulièrement appropriée à cet état physiologique qui confine à la maladie et dans lequel se rencontrent des indications thérapeutiques presque contradictoires.

De nombreux succès ont été obtenus dans ces circonstances sans qu'on en ait fait l'objet d'une mention spéciale. On s'explique ce silence en songeant que les divers symptômes si judicieusement groupés aujourd'hui sous le nom de *Pléthore abdominale de la ménopause* n'ont pas toujours été considérés comme une entité morbide.

C'est depuis qu'on a dégagé et mis en relief leur lien étiologique que ces malaises ont attiré davantage l'attention des praticiens; aujourd'hui ils constituent un type pathologique nettement déterminé, vis-à-vis duquel il est plus facile de dégager les indications thérapeutiques.

Lorsque l'appropriation de la médication de Contrexeville à la pathologie de la femme sera mieux connue les occasions de contrôler son efficacité contre les orages de la ménopause se produiront certainement en grand nombre; et dans les ouvrages qui seront consacrés plus tard à la clinique gynecologique de la source du Pavillon, la pléthore abdominale formera un des chapitres les plus importants.

***

ARTICLE VIII. — **Incontinence d'urine. Spermatorrhée.**

***

J'ai groupé dans ce chapitre des affections, voisines les unes des autres en ce sens qu'elles intéressent le même appareil, mais pour le traitement desquelles on utilise des propriétés différentes parmi celles qui caractérisent l'eau du Pavillon.

M. Debout d'Estrées, est à ma connaissance le premier médecin qui l'ait employée contre l'incontinence d'urine infantile : Dans les cas où cette infirmité existe chez des enfants lymphatiques, à fibres molles, à circulation ralentie, il y a lieu d'exciter la contractilité du sphincter vésical afin d'augmenter sa force de résistance, et l'eau du Pavillon se trouve tout indiquée. Elle agit à la fois sur le muscle vésical qu'elle rend plus fort, et sur l'état général qui bénéficie de sa composition ferrugineuse. On possède aujourd'hui un nombre imposant d'observations absolument démonstratives de la curabilité rapide de l'incontinence par la cure de Contrexeville, lorsqu'elle tient uniquement à la faiblesse des organes ; et quand ces faits seront mieux connus du monde médical, il est probable qu'on verra venir ici bien des enfants auxquels on conseille aujourd'hui l'hydrothérapie ou les bains de mer. Loin de moi la pensée de critiquer ce dernier mode de traitement; ce livre protesterait au besoin contre le soupçon d'indifférence vis-à-vis de l'hydrothérapie méthodique; on l'a d'ailleurs associée à la boisson dans la plupart des cas qui ont été traités avec succès à Contrexeville, et il est évident qu'en agissant à la fois sur l'état général et sur la contractilité du sphincter vésical, on place son malade dans une situation notablement meilleure au point de vue des chances de guérison.

Les quelques cas de guérison de spermatorrhée qu'on a observés à la suite de la cure hydro-minérale chez des malades venus spécialement pour cela ou atteints d'autres affections

et soignant celle-là par surcroit doivent encore
être mis au compte de la propriété excitante de
l'eau du Pavillon vis-à-vis de la contractilité
musculaire. Cette application thérapeutique
mérite d'être vulgarisée; elle pouvait d'ailleurs
se déduire des applications anciennement connues.

ARTICLE IX. — **Urèthrite chronique.**

Arrivée à la période de chronicité, alors
qu'elle a perdu son caractère d'inflammation
spécifique, l'urèthrite est avantageusement modifiable par l'eau de Contrexeville. Cette action
thérapeutique sur laquelle Caudemont avait
appelé l'attention, a été particulièrement étudiée
par M. Debout; sur son initiative des expériences
ont été faites dans quelques services hospita-
liers de Paris et ont donné des résultats encou-
rageants.

Les merveilleux effets de l'eau du Pavillon
vis-à-vis de la cystite chronique permettaient
presque d'affirmer à priori son efficacité contre
les vieilles suppurations urèthrales. C'est ainsi
que j'ai été conduit, bien des années avant mon

installation à Contrexeville, à prescrire l'eau du Pavillon, soit à domicile, soit à la source pour venir à bout de gouttes militaires anciennes et rebelles. Plusieurs officiers sont allés sur mon conseil faire une cure à la source même, après avoir épuisé inutilement tout l'arsenal des remèdes avoués ou secrets et je n'ai eu qu'à me féliciter de leur avoir fait prendre cette direction.

Aujourd'hui cette application de l'eau du Pavillon est bien connue, et chaque année il arrive à Contrexeville un certain nombre de malades affligés d'écoulements chroniques et rebelles. Le succès est particulièrement assuré et rapide chez les sujets arthritiques, chez ceux dont l'écoulement est entretenu à la fois par le vice goutteux et par le virus blennorrhagique.

Ce n'est donc pas au hasard qu'on devra diriger sur Contrexeville les vieilles urèthrites, ou du moins ce n'est pas dans tous les cas indifféremment qu'on devra s'attendre à une guérison rapide: la considération du terrain a une grande importance.

Toutefois il est incontestable que le passage répété de l'eau minérale sur la muqueuse uréthrale chroniquement enflammée exerce une action cicatrisante, et qu'à ce point de vue toute urèthrite chronique est appelée à bénéficier d'une cure bien faite. La supériorité du traitement à la source sur le traitement à domicile ne me parait pas contestable, au moins d'après le résultat de mon observation ; mais l'action à distance n'est pas à dédaigner ; c'est elle qui a donné à M. Debout les bons résultats dont nous avons parlé plus haut, et de notre côté, nous lui avons dû plusieurs succès remarquables.

. La mise en action des propriétés cicatrisantes ou plutôt desséchantes de l'eau minérale vis-à-vis de la muqueuse urèthrale exige certaines précautions dans le détail desquelles je ne saurais entrer ici: les pratiques hydrothérapiques, internes et externes, seront fréquemment indiquées pour venir en aide à l'action topique intrà-urèthrale.

ARTICLE X. — **L'eau de Contrexeville employée comme collyre.**

C'est là une des moindres applications de l'eau de Contrexeville, et pourtant c'est la plus anciennement connue puisque longtemps avant le rapport de Bagard (1759) la fontaine du Prince jouissait dans tout le pays d'une grande répututation pour le traitement des affections oculaires. Le dimanche surtout, on voyait arriver les ophtalmiques des villages voisins qui venaient se bassiner les yeux et faire leur provision de collyre pour la semaine. Cette réputation locale correspondait-elle à une efficacité réelle contre les conjonctivites catarrhales ou scrofuleuses? Je ne le crois pas: mais on comprend sans peine que des lotions d'une eau fraîche, très légèrement alcaline et astringente pouvaient faire du bien, ne fût-ce que par l'enlèvement du muco-pus et la constriction exercée par le froid sur les vaisseaux congestionnés de la conjonctive.

Une affection des yeux ou plutôt des paupières qu'on voit fréquemment céder à l'influence de la cure de Contrexeville, c'est la conjonctivité pytiriasique de nature goutteuse, ou du moins arthritique, décrite par Galezowski, et qui siège surtout sur le bord des paupières.

Comme les malades qui en sont atteints ont soin de se bassiner les yeux avec l'eau du Prince, en même temps qu'ils boivent au Pavillon en qualité de goutteux, ils ne manquent pas d'attribuer à l'eau employée comme collyre l'amélioration produite par l'usage interne et qui se manifeste vers la fin de la cure. Après tout l'usage local de l'eau peut bien y être aussi pour quelque chose ; et comme son emploi à titre de collyre est tout à fait rationnel eu égard à sa température et à sa composition, il n'y a pas de motif pour la dédaigner, à plus forte raison pour l'interdire.

Des différentes affections du globe de l'œil qui peuvent être sous la dépendance de la goutte, la conjonctivite et la blépharite sont les seules qui doivent figurer dans cet article : les autres sont des lésions profondes qui échappent complètement à l'action bénigne et toute locale d'un collyre aussi anodin.

CHAPITRE III

DE LA CURE A DOMICILE.

Pour l'eau de Contrexeville, comme pour toutes les eaux minérales facilement transportables, la cure à domicile présente une certaine efficacité, mais on ne saurait en attendre les mêmes effets qu'à la source. Elle est utile pour couper l'intervalle entre deux saisons, pour accentuer et entretenir le bénéfice de celle-ci, pour permettre d'attendre celle-là; mais on ne doit pas lui demander un effet curatif, au sens précis du mot.

Même renfermée dans ces limites étroites la cure à domicile ne saurait être dédaignée; elle est même très utile dans son rôle d'auxiliatrice. Pas plus que la cure à la source elle ne peut être faite d'une manière inconsidérée; elle doit être l'objet de prescriptions raisonnées quant au choix de la source, au nombre des séances de boisson, et à la dose journalière.

Pour ce qui est du choix de la source, nous laisserons de côté celles du Quai et du Prince, dont l'action à distance se confond absolument avec celle du Pavillon. C'est cette dernière qu'on choisira dans l'immense majorité des cas.

L'eau de la source Souveraine devrait être réservée aux personnes atteintes de lithiase biliaire et à celles chez qui il existe de la pléthore abdominale indiquant le besoin d'une action laxative plus marquée. L'intervention du médecin habituel sera nécessaire pour le choix du moment et pour juger de l'opportunité d'une purgation préalable.

La cure comprendra de 25 à 30 jours, à raison de une bouteille par jour: l'eau sera prise le matin à jeun, en plusieurs doses espacées par des intervalles qu'on consacrera selon les circonstances à la promenade ou à la gymnastique de chambre (1). Comme à la source, le premier repas sera pris au plus tôt une heure après le dernier verre; comme à la source également, il est au moins inutile de boire l'eau aux repas.

Les femmes éviteront naturellement de commencer le traitement pendant ou à la veille d'une époque; mais si cette dernière survient dans le cours d'une cure déjà avancée il n'est pas nécessaire de l'interrompre; on élèvera seulement un peu la température de l'eau.

Les mêmes recommandations s'appliquent à la cure à domicile et à celle qui est faite à la

---

(1) Mamelet conseillait pour rendre l'eau plus digestible, d'y ajouter un peu d'eau gazeuse.

source en ce qui concerne la susceptibilité vésicale des *urinaires :* des différentes catégories de malades qui forment la clientèle de Contrexeville c'est celle-là surtout, avec les graveleux qui me paraît appelée à bénéficier de l'eau prise à domicile ; et je crois que le plus grand nombre d'entre eux aurait avantage à en boire pendant dix jours par mois. Chez eux, vis-à-vis d'une muqueuse vésicale chroniquement enflammée, c'est l'action topique de l'eau qu'on utilise plutôt que son action modificatrice de la nutrition, et celle-là s'épuise moins vite. Chez le diabétique par exemple l'efficacité de la cure faite à la source tient essentiellement à ce que l'eau est bue à l'état naissant ; les propriétés vitales qui sont alors mises en jeu échappent à la balance et à l'analyse, et décroissent à mesure qu'on s'éloigne du moment où l'eau a été puisée. Aussi cette catégorie de malades a-t-elle moins à attendre de la cure à domicile.

Les clients de Contrexeville chez lesquels la cure à domicile est le plus indiquée sont :

Les urinaires (catarrhe vésical sans calculs, affections de la prostate).

Les graveleux, les goutteux de toute catégorie.

Les cholelithiasiques (affection calculeuse du foie).

CHAPITRE IV

DE L'URINE DANS LES MALADIES QU'ON TRAITE A CONTREXEVILLE.

A chaque pas que nous avons fait dans cette étude, la question des modifications de l'urine s'est présentée sous notre plume. Il ne pouvait en être autrement puisque presque toutes les maladies pour lesquelles on vient à Contrexeville retentissent sur la sécrétion urinaire et la modifient de diverses façons: dans sa quantité, dans ses caractères extérieurs, dans sa composition. De son côté l'eau minérale doit à son pouvoir diurétique, à son action topique sur la muqueuse vésicale et à ses propriétés anti-diathésiques une influence considérable sur la composition chimique de l'urine.

L'examen de ce liquide s'impose chez tous les malades qui arrivent à Contrexeville. Quand bien même il aurait été fait peu de temps avant la mise en route, il est nécessaire de le renouveler à l'arrivée; le médecin qui dédaignerait cette source de renseignements se priverait d'un sérieux élément de diagnostic et placerait son malade dans des conditions d'infériorité au point de vue des chances de guérison.

L'urine étant le résidu de la combustion organique des vingt-quatre heures, on comprend que sa composition puisse donner de précieuses indications sur les phénomènes morbides du moment présent, de même que sur ceux qui viennent de s'accomplir et sur ceux qui sont en préparation. Aussi l'examen de ce produit de sécrétion a-t-il été de toute antiquité recommandé pour le diagnostic des maladies ; malheureusement il a été abandonné pendant longtemps aux mains des charlatans et des empiriques, et l'absence de toute rigueur scientifique a jeté sur la méthode un discrédit dont elle a eu beaucoup de peine à se relever.

Aujourd'hui, grâce aux progrès de la chimie biologique, l'urologie est devenue une science parfaitement définie : le public le sait et la confiance renait à mesure que disparait le type du *médecin aux urines*. Aujourd'hui tout médecin doit savoir examiner une urine et en faire une analyse appropriée aux besoins de la clinique : pour celà il doit être à la fois chimiste et micrographe ; il doit savoir reconnaître les changements survenus dans la proportion des éléments constitutifs normaux ainsi que l'adjonction de principes étrangers à sa composition habituelle ; il doit également connaître la signification des éléments histologiques empruntés aux différentes sections des voies urinaires (cellules de l'épithelium vésical, cylindres épithéliaux ou fibrineux du rein, leucocytes, globules sanguins, etc.)

Le tableau suivant donne la composition de l'urine normale d'un adulte (caractères généraux et principaux éléments).

CARACTÈRES GÉNÉRAUX.

Volume des 24 heures......	1400 à 1500 centim. cubes.
Couleur...................	jaune citrin.
Aspect....................	transparent.
Dépôt.....................	nul ou presque nul.
Consistance..............	fluide.
Odeur.....................	sui generis.
Réaction.................	franchement acide.
Densité	1018 à 1020.

ÉLÉMENTS NORMAUX.

	par litre.	par 24 heures.
Urée...............	13 g. à 24.	25 g. à 38.
Acide urique........	0 g. 30 à 0 g. 40.	0 g. 50 à 0 g. 70.
Acide phosphorique .	1 g. 65.	2 g. 50.

Nous n'avons fait figurer dans ce tableau que les caractères et les éléments dont les variations intéressent la clinique.

D'une urine soumise à l'analyse, il faut connaître la quantité émise dans les vingt-quatre heures. On apprécie les caractères extérieurs :

densité, limpidité, consistance, couleur, etc.; on constate ensuite la réaction; on s'assure par un examen sommaire de la présence ou de l'absence de principes anormaux tels que le sucre et l'albumine, on procède alors selon le cas au dosage des principaux éléments normaux (urée et acide urique), et, s'il y a lieu, à celui des principes anormaux.

L'étude micrographique du dépôt et des sédiments complète l'examen.

Si les malades connaissaient toutes les ressources offertes au diagnostic et au traitement par l'examen de cette sécrétion, ils le réclameraient d'eux-mêmes.

Le but de ce chapitre, écrit pour eux et non pour les médecins, étant précisément de leur donner cette conviction, il est nécessaire d'entrer dans quelques détails sur les caractères de l'urine, sur sa composition, et d'indiquer dans quel sens les uns et les autres peuvent varier.

La consistance qui est à peu près celle de l'eau dans l'état normal peut être augmentée par suite de la présence de sucre, d'albumine, de pus, de mucus; dans les urines muqueuses et purulentes la transparence est modifiée en même temps; le liquide est filant et dépose par le repos.

L'odeur à l'émission peut être modifiée par

l'usage de certains médicaments ou aliments, par certains états inflammatoires des voies urinaires, ou par des maladies générales.

Les changements de couleur sont encore une source de renseignements: l'urine incolore est l'indice d'une influence nerveuse passagère, ou d'une production exagérée accidentelle (excès de boisson), ou pathologique (polyurie).

Une exagération de la couleur normale indique le plus souvent une richesse plus grande en éléments solides; c'est l'urine des lendemains d'excès de table ou de fatigues corporelles; c'est encore l'urine des fiévreux.

Une couleur anormale, purement artificielle, peut tenir à l'élimination de certains médicaments (séné).

Enfin il existe, et ce sont les plus importantes, des modifications de couleur d'origine pathologiques, dûes à la présence du sang ou des principes colorants de la bile.

Les modifications dans la *quantité* peuvent avoir une signification importante, mais ici l'erreur est facile à cause de l'étendue des oscillations normales et de la relation qui existe entre la sécrétion urinaire et d'autres émonctoires telles que l'exhalation pulmonaire et la sueur.

En tout cas quand bien même les variations

de quantité n'auraient pas par elles-mêmes une valeur diagnostique, le médecin doit toujours s'en enquérir, car c'est un renseignement indispensable pour la détermination des pertes journalières en éléments normaux ou pathologiques : urée, acide urique, sucre, albumine, etc.

L'augmentation de *densité* doit toujours attirer l'attention, surtout quand l'urine a conservé sa couleur normale et que son excrétion n'a pas été précédée d'un exercice prolongé et d'une sudation abondante.

La *réaction*, habituellement acide, peut devenir neutre ou même alcaline, sous diverses influences provenant du régime alimentaire ou de la maladie: l'usage habituel d'une eau alcaline, aboutit assez vite à ce dernier résultat (voir l'observation de M. H. p. 105). La même chose peut arriver par l'abus d'une alimentation végétale riche en sels à acides végétaux (tartrates, citrates, malates).

Quant à l'alcalinité pathologique, sa signification varie selon qu'elle existe au moment même de l'émission ou qu'elle se produit consécutivement mais plus vite que dans l'état normal.

Principes normaux. — Parmi eux l'urée et l'acide urique intéressent plus particulièrement la clinique. Les variations de l'urée peuvent être assez étendues tout en restant dans les limites physiologiques; mais au-delà, et surtout en deça, elles doivent éveiller notre sollicitude: la signification des variations en moins peut en effet être très grave au point de vue du pronostic.

Les variations de la quantité d'acide urique sont très intéressantes à étudier chez les goutteux et les graveleux uriques: il existe en effet entre l'imminence des manifestations diathésiques, articulaires ou viscérales, et la proportion d'acide urique excrété avec l'urine un rapport dont la détermination exacte nécessitera encore de nombreuses observations. L'examen des différentes formes cristallines de l'acide urique peut devenir également une source de renseignements utiles quant à l'origine des concrétions.

Principes anormaux. — Ils sont organiques ou inorganiques. Parmi les premiers, le sang et le pus ont une signification sur laquelle il n'est pas besoin d'insister. Le point d'origine du sang peut être soupçonné d'après l'aspect sous lequel cet élément se présente.

La constatation de l'albumine, celle du sucre, ont une valeur bien différente selon leur quantité et surtout selon la durée de leur présence.

Il y a lieu en effet de distinguer le symptôme de la maladie, et de ne pas confondre l'albuminurie passagère, consécutive à une colique néphrétique, avec la maladie de Bright, non plus que la glucosurie avec le Diabète. Nous reviendrons tout à l'heure sur ce point à propos de la goutte.

Les cristaux d'oxalate de chaux, absents de l'urine normale, indiquent ou une faute accidentelle d'alimentation ou un vice de nutrition (voir dans la 3me partie de cet ouvrage l'article consacré à la gravelle oxalique primitive).

Il est inutile d'insister sur la signification de la présence de certains éléments histologiques provenant de la vessie et surtout des reins: il peut en résulter des indications très sérieuses au point de vue du pronostic, et surtout relativement à l'opportunité d'une cure thermale : on sait que cette dernière est formellement contre-indiquée par certaines lésions rénales.

Voyons maintenant comment l'urine se présente chez les différentes catégories de malades qui forment la clientèle du Pavillon.

Goutte. — Ce qui caractérise la diathèse goutteuse, c'est l'excès de l'acide urique dans les urines: cet excès se révèle par les caractères extérieurs du liquide, par sa réaction, par la nature du dépôt, etc. Mais les goutteux sont exposés de par la goutte elle-même à d'autres modifications de la composition de l'urine : à certains moments on peut y rencontrer de l'albumine et du sucre, sans qu'on ait pour celà le droit de prononcer les mots de maladie de Bright ou de diabète. Cependant comme les deux affections, goutte et diabète, coexistent souvent et que ce dernier peut s'établir à la suite de plusieurs atteintes de glucosurie passagère, l'urine des goutteux doit être l'objet d'une surveillance assidue au point de vue de la présence du sucre.

Chez les *graveleux*, l'examen micrographique des sédiments est presque toujours indiqué pour compléter les renseignements donnés par la vue, et notamment pour déceler la présence des cristaux d'oxalate.

Au lendemain des atteintes de colique néphrétique et pendant les deux ou trois jours qui suivent l'urine est souvent albumineuse par suite de la congestion rénale. C'est là un phénomène passager, mais dont on doit suivre attentivement la marche descendante. La glucosurie passagère s'observe assez souvent dans les mêmes conditions.

Chez les calculeux, et dans tous les cas de catarrhe vésical, les urines sont altérées à la fois dans leur couleur, dans leur transparence, dans leur odeur, dans leur réaction; il s'y mêle

des éléments anormaux organiques et inorganiques (sang, mucus, pus, éléments épithéliaux).
Dans ces cas, la recherche des cylindres rénaux est indiquée pour fixer le diagnostic quant
à l'existence d'une maladie des reins, qui cons-
tituerait une contre-indication absolue à l'usage
des eaux. Dans le cas où une intervention chirurgicale doit suivre la rentrée du malade dans
ses foyers, la connaissance de l'état des reins
peut fournir pour l'époque et la nature de cette
intervention des indications précieuses.

Rappelons en passant que lorsqu'on soup-
çonne la présence d'un calcul, il faut varier les
conditions de l'examen, le pratiquer à la suite
du repos de la nuit et après la marche ou un
exercice fatigant; l'apparition du sang dans le
second cas constitue un indice des plus sérieux.

Chez les diabétiques, si la maladie peut être
soupçonnée d'après certains signes locaux et
généraux, c'est l'examen de l'urine qui seul
peut fixer le diagnostic ; mais pour éviter
de confondre une glucosurie passagère avec
un diabète confirmé, cet examen doit être
répété plusieurs fois et dans des conditions
variées.

Certaines réactions chimiques permettent de
prévoir des complications redoutables, telles

que l'acétonémie, et peut-être de les prévenir dans une certaine mesure (1).

Les explications sommaires dans lésquelles nous venons d'entrer suffisent pour montrer l'importance du rôle joué en médecine par l'étude des urines.

1° Elle est un élément de diagnostic et par conséquent elle aide à déterminer le choix du traitement, et à en fixer les bases.

2° Elle permet d'en suivre les effets.

3° Elle annonce les complications menaçantes.

Elle est donc utile au début de la cure hydro-minérale, dans son milieu et à la fin.

Disons quelques mots, en terminant, sur la façon dont le malade doit recueillir l'urine destinée à l'examen. C'est généralement sur l'urine de la nuit et du matin que sera prélevé l'échantillon.

Pour faire une analyse aussi exacte que possible, il faudrait à la rigueur opérer sur la masse totale des urines rendues en vingt-quatre heures, car l'examen de l'urine rendue à différents moments de la journée ne donne pas les mêmes résultats quantitatifs pour les principes normaux.

C'est donc une moyenne qu'on devrait chercher à obtenir: pour celà le malade partant

___

(1) Mabboux. — *Etude sur le coma diabétique in Revue de médecine*. Septembre 1886.

d'une heure quelconque de la journée devrait jeter l'urine rendue à ce moment, et recueillir celle de toutes les émissions suivantes jusqu'au lendemain à la même heure; il urinerait alors, en ajouterait le produit au total des vingt-quatre heures et c'est sur le volume ainsi obtenu que serait pris l'échantillon.

Mais il y a divers empêchements, d'abord le danger de la fermentation, et puis cette rigueur n'est pas nécessaire pour les besoins de la clinique. Il suffit habituellement d'opérer sur une quantité de un quart à un tiers de litre, prélevée sur le produit des mictions nocturnes et matinales, et d'établir les chiffres par rapport à 1000 grammes. On doit recommander au malade, pour le cas où il ne vous enverrait pas tout le produit de la nuit et du matin, d'agiter le vase avant de prélever l'échantillon, afin que les dépôts figurent dans ce dernier.

Lorsqu'il sera nécessaire de connaître exactement la quantité d'urine excrétée dans les vingt-quatre heures (à l'exclusion de celle rendue sous l'influence de la cure matinale), on fera recueillir dans un bocal gradué celle qui sera rendue depuis midi jusqu'au lendemain matin après le réveil, et cela pendant deux ou trois jours de suite afin d'avoir une moyenne.

FIN.

TABLE ALPHABÉTIQUE

TROISIÈME PARTIE.

LA CLINIQUE.

ARTICLE I. — *Goutte.*

Montdidier. — Imprimerie administrative A. RADENEZ

www.ingramcontent.com/pod-product-compliance
Ingram Content Group UK Ltd.
Pitfield, Milton Keynes, MK11 3LW, UK
UKHW022208120726
13694UKWH00002B/456